# Kinderkrankheit und Kindertod in Deutschland

Eine Dokumentation für den Zeitraum 1960-1991

von

Gerhard Fortwengel

Tectum Verlag
Marburg 2002

Die Deutsche Bibliothek - CIP-Einheitsaufnahme

**Fortwengel, Gerhard:**
Kinderkrankheit und Kindertod in Deutschland.
Eine Dokumentation für den Zeitraum 1960-1991.
/ von Gerhard Fortwengel
- Marburg : Tectum Verlag, 2002
ISBN 3-8288-8381-8

Tectum Verlag
Marburg 2002

# Inhaltsverzeichnis Seite

1. Einleitung.............................................................................................. 3
   1.1 Vorbemerkung ................................................................................ 3
   1.2 Ausgangssituation........................................................................... 4
   1.3 Zielsetzung und Abgrenzung........................................................... 5


2. Material und Methoden....................................................................... 6
   2.1 Wie lässt sich die Häufigkeit von Erkrankungen bestimmen? ............... 6
   2.2 Mortalitätsstatistik ......................................................................... 7
       2.2.1 Beurteilung der Daten ............................................................ 8
   2.3 Morbiditätsstatistik (Mikrozensus) ........................................... 9
       2.3.1 Beurteilung der Daten ............................................... 11
   2.4 Zur Vorgehensweise bei der Erstellung dieses Buches ................ 12


3. Allgemeine Bedingungen................................................................. 20
   3.1 Demographische Entwicklung................................................. 20
       3.1.1. Ausländische Kinder und Jugendliche........................... 21
   3.2 Wohnorte und häusliche Umgebung....................................... 23


4. Mortalität......................................................................................... 27
   4.1 Säuglingssterblichkeit im Überblick ....................................... 27
       4.1.1 Säuglingssterblichkeit nach Lebensdauer .................... 29
       4.1.2 Säuglingssterblichkeit nach Geburtsgewicht.............. 32
       4.1.3 Säuglingssterblichkeit nach Todesursachen ............... 34
             4.1.3.1 SIDS (Sudden Infant Death Syndrome)............ 40
             4.1.3.2 AIDS (Acquired Immuneo Deficiency Syndrome)........ 42
       4.1.4 Zusammenfassende Bewertung der Säuglingssterblichkeit......... 42

**4. Mortalität** ............................................................................................................ **43**

4.2 Mortalität bei Kindern und Jugendlichen im Überblick ........................ 43

    4.2.1 Infektiöse und parasitäre Krankheiten (ICD'9-Nr.: 001 - 139) ... 52

    4.2.2 Bösartige Neubildungen (ICD'9-Nr.: 140 – 208) ...................... 53

    4.2.3 Diabetes mellitus (ICD'9-Nr.: 250) ............................................ 54

    4.2.4 Krankheiten des Kreislaufsystems (ICD'9-Nr.: 390 – 459) ........ 55

    4.2.5 Krankheiten der Atmungsorgane (ICD'9-Nr.: 460 – 519) ........... 55

    4.2.6 Krankheiten der Verdauungsorgane (ICD'9-Nr.: 520 – 579) ...... 56

    4.2.7 Kongenitale Anomalien (ICD'9-Nr.: 740 – 759) ....................... 56

    4.2.8 Unfälle (ICD'9-Nr.: E800 – E949) ............................................ 57

    4.2.9 Zusammenfassende Bewertung der Kinder- und
Jugendsterblichkeit ................................................................... 60


**5. Morbidität** ............................................................................................................ **61**

5.1 Erkrankungen an meldepflichtigen Krankheiten und ihre
zusammenfassende Bewertung .................................................... 61

5.2 Erhebung in Bezug auf Alter und Art der Erkrankung im Rahmen des
Mikrozensus ................................................................................... 70

5.3 Morbidität bei Kindern und Jugendlichen im Überblick ......................... 70

5.4 Morbidität bei Kindern und Jugendlichen nach den häufigsten
Krankheitsarten ............................................................................. 78

5.5 Zusammenfassende Bewertung ................................................. 79


**6. Stellungnahme** ...................................................................................................... **81**


**Quellenverzeichnis** .................................................................................................. **84**

# 1 Einleitung

## 1.1 Vorbemerkung

Die Gesundheitspolitik der Bundesrepublik war lange Zeit in erster Linie auf die Wiederherstellung der Gesundheit, also auf die kurative Medizin ausgerichtet. Der präventiven Medizin, die sowohl die primäre als auch die sekundäre Prophylaxe umfasst, wurde erst im Laufe der letzten 10 Jahre in stärkerem Maße Priorität eingeräumt. Eine konsequente und präventive Gesundheitspolitik konkurriert in der Regel mit Interessen der Finanz- und Wirtschaftspolitik sowie der Entwicklungspolitik von Ländern, Städten und Gemeinden. Knappe Ressourcen für die Gesundheitsversorgung erfordern eine höchst effiziente und unter dem Aspekt der Kosten-Nutzen-Rechnung eine möglichst effektive Mittelverwendung. Um wirksames, gesundheitspolitisches Handeln zu ermöglichen, gerade auch in einer pluralistischen Gesellschaft mit unterschiedlichen Interessenlagen, werden Erkenntnisse über die Bedeutung, über das Ausmaß und die Ursachen der gesundheitlichen Störungen in der Bevölkerung benötigt, einerseits um öffentliche gesundheitspolitische Diskussionen anzuregen und zu fördern, andererseits um politische Entscheidungsprozesse zu unterstützen. Das Informationsdefizit auf diesem Gebiet führte in jüngster Vergangenheit dazu, dass der Gesundheitsberichterstattung (GBE) als neues Element präventiver Gesundheitspolitik mehr Aufmerksamkeit zuteil wurde. Oftmals kann davon ausgegangen werden, dass nicht fehlende Informationen an sich das Problem für die Qualität einer Vielzahl von Entscheidungen darstellen, sondern vielmehr die mangelnde Zugänglichkeit und Überschaubarkeit bereits vorhandener Daten. Die GBE versucht deshalb, verfügbare Informationen aus vorhandenen oder auch neuen Datenquellen zusammenzutragen, auszuwerten, zu beurteilen und in einer zielgruppen-orientierten Präsentation weiterzugeben.

Letztendliches Interesse ist die Einflussnahme in den Prozess der planerischen Entwicklung und Steuerung des Gesundheitssystems, um dieses System so zu optimieren, dass es der Gesellschaft und ihren Teilgruppen im Bereich der präventiven und der kurativen Medizin eine möglichst umfassende Versorgung bieten kann.

Nach ROSENBROCK benötigt öffentliche Gesundheitspolitik vier unterschiedliche Typen von Informationen "*zur öffentlichen und demokratisch legitimierten Ziel- und Prioritätensetzung, zur Steuerung der Interventionen bzw. der Interventionsakteure sowie zur Prozess- und Ergebniskontrolle*" (Zitat: Rosenbrock, R.: Gesundheitspolitik, 1993, S. 324). Diese sind im einzelnen:

1. Für die Primär- und Sekundärprävention werden Daten aus der "Risikoberichterstattung" benötigt. Das Wissen um Verteilung, Entstehung und Ausmaß von Gesundheitsgefahren, betroffene Bevölkerungsgruppen und Kenntnisse über Zielkrankheiten sollen helfen, erfolgreiche Präventionsprojekte zu entwickeln.

2. Die "Krankheitsberichterstattung" (Krankheits- und Sterbestatistik) als weiterer Informationstyp soll als Grundlage zur Planung und Steuerung von Versorgungseinrichtungen sowie z. T. als Instrument der Kontrolle und Ergebnisermittlung über den Erfolg präventiver Strategien herangezogen werden.

3. Als weitere Daten kämen die Angaben aus der "Versorgungsberichterstattung" hinzu, mit Informationen zu Ausstattung und Leistungen von Institutionen auf dem Gesundheitssektor. Nach noch zu erfolgender Ermittlung von Indikatoren zu Qualität und gesundheitlicher Wirkung der erbrachten Leistungen könnten diese Informationen beispielsweise die Grundlage einer Kosten-Nutzen-Rechnung bilden.

4. Schließlich soll die "Politikberichterstattung" als Mittel zur gemeinsamen Erfahrungsbildung "*über Gründe, Verlauf und Ergebnis erfolgreicher und erfolgloser Initiativen privater und staatlicher Akteure zur Verbesserung von Prävention und/oder Krankenversorgung*" (Zitat: Rosenbrock, R.: Gesundheitspolitik, 1993, S. 325) informieren[1].

## 1.2 Ausgangssituation

Im Vergleich zu anderen westlichen Industriestaaten (vor allem Großbritannien, Schweden oder auch die USA), war (und ist teilweise immer noch) die Bundesrepublik auf dem Gebiet der GBE teilweise um Jahrzehnte im Rückstand. Gründe für diese Situation liegen hauptsächlich in der historischen Entwicklung der Sozialmedizin und Epidemiologie in Deutschland. Die während des Faschismus als Mittel der Gesundheitspolitik ideologisch und rassistisch geprägten Disziplinen, haben nachhaltig unter

---

[1] vgl. Rosenbrock, R., 1993, S. 324 - 325

5

diesem historischen Makel gelitten, so dass eine wissenschaftliche Etablierung nach dem Kriege nur schleppend erfolgte. Die Einsicht über die Notwendigkeit einer Gesundheitsberichterstattung als Bedingung für eine perspektivische Gesundheitspolitik hat sich in der Bundesrepublik erst vor einigen Jahren durchgesetzt[2].

Eine Übersicht (Krankheitsberichterstattung) zur Entwicklung der Todesursachen und des Krankheitsgeschehens bei Kindern und Jugendlichen **auf der Basis amtlicher Statistiken** für den Zeitraum von 1960 bis 1991 existiert bisher nicht. Dabei stellen Kinder und Jugendliche eine Bevölkerungsgruppe dar, die vor dem Hintergrund gesundheitlicher Prävention und Intervention von allergrößter Bedeutung ist. Das Kindes- und Jugendalter ist die Entwicklungsphase, in der Gesundheits- und Krankheitsverhalten für das gesamte spätere Leben geprägt werden[3]. Auch können in dieser Lebensphase schon körperliche Dispositionen oder Beeinträchtigungen angelegt werden, die zu einem späteren Zeitpunkt u. U. zu organischen Erkrankungen führen.

**1.3 Zielsetzung und Abgrenzung**

Dieses Buch zu **ausgewählten** Problemen der Gesundheitslage bei Kindern und Jugendlichen soll als bilanzierende Übersicht der Entwicklung wichtiger Mortalitäts- und Morbiditätskennziffern in der Bundesrepublik Deutschland (Gebietsstand vor dem 03.10.1990) im Zeitraum 1960 bis 1991 und als Ergänzung zu bereits vorliegenden Ergebnissen zum Gesundheitszustand dieser Bevölkerungsgruppe aus epidemiologischen Studien verstanden werden, die eine Trendwende in der Gesundheitssituation belegen[4]. Unter der Prämisse, dass auch heute noch die Fülle der gesammelten gesundheitsrelevanten Informationen, bedingt durch eine unzureichende Datenaufbereitung, im Gegensatz zu dessen tatsächlicher gesundheitspolitischer Nutzung steht, kam es mir vor allem auf eine übersichtliche Dokumentation und eine methodisch sachgerechte Aufbereitung des Datenmaterials an. Bei der Vorbereitung und der Abfassung dieses Buches habe ich der Datenqualität und der Datensicherung höchste Priorität eingeräumt. Eine erklärende statistische Analyse der hier dokumentierten Daten ist nicht Gegenstand dieses Buches.

---

[2] vgl. Forschungsgruppe, 1990
[3] s. a. Holler, B., 1993, S. 25
[4] vgl. Hurrelmann, K.: Paper zur Projektdarstellung Projekt B 4: "Gesundheitsrisiken und Strukturen psychosozialer und medizinischer Versorgung von Kindern und Jugendlichen" Nordrhein-Westfälischer Forschungsverbund Public Health, o. S.

Interpretationen auf der Basis deskriptiver Berechnungen und das Aufzeigen von Kausalzusammenhängen, die aber in erster Linie als Diskussionsanreiz zu verstehen sind, habe ich dann vorgenommen, wenn es mir leistbar erschien. Das Risiko einer Fehlinterpretation der hier aufgeführten Daten ist nicht unerheblich und lässt sich nur durch größte Vorsicht und Sachkenntnis gering halten. Das Buch enthält an einigen Stellen Hinweise auf diese Problematik.

## 2  Material und Methoden

### 2.1  Wie lässt sich die Häufigkeit von Erkrankungen bestimmen?

Krankheiten, Verletzungen und Unfälle können zu unterschiedlichen Zeitpunkten ein- oder mehrmals oder auch in einem Zeitraum gleichzeitig als Multimorbidität auftreten. Abhängig vom subjektiven Erleben der gesundheitlichen Beeinträchtigung und von der Schwere der Symptomatik kommen verschiedene Möglichkeiten der Behandlung in Betracht. Die betroffene Person kann sich zwischen Selbstbehandlung, Konsultation des Hausarztes oder dem Aufsuchen eines Krankenhauses entscheiden. Im Einzelfall können sich diese Bereiche auch überlappen. Eine verzerrungsfreie Erfassung der Daten über die gesundheitlichen Störungen in einer Population ist dadurch kaum leistbar. Nur bei einigen Infektionskrankheiten, die anzeigepflichtig sind, liegen zuverlässige, jährliche Daten vor. Dazu gehören z.B. die Poliomyelitis, die Malaria, die Tuberkulose oder auch die Virushepatitis. Für diese Erkrankungen werden Inzidenz und Prävalenz in amtlichen Statistiken ausgewiesen.

Auch Versicherungsträger, z. B. Krankenkassen oder die Rentenversicherung, führen Morbiditätsstatistiken, die unter Umständen als Datenquellen benutzt werden können. Dies gilt auch für die Diagnosestatistiken der Krankenhäuser. In der Regel sind diese Angaben aber zweckbezogen erfasst (z. B. im Hinblick auf die Abrechnung für die Gebührenordnung) und es lässt sich kaum oder nur sehr schwer ein Bevölkerungsbezug herstellen.

In Ermangelung zuverlässiger Morbiditätsangaben versucht man deshalb seit 1963 (erstmalige "Probebefragung") sich einen Überblick über den Gesundheitszustand der Gesamtbevölkerung dadurch zu verschaffen, dass Fragen über das gesundheitliche Befinden in unregelmäßigen Abständen als Bestandteil der jährlich durchgeführten Haushaltsbefragungen (Mikrozensus) aufgenommen wurden. Neben den Gesundheitsdaten aus dem Mikrozensus, lassen sich auch die Daten aus der amtlichen Mortalitätsstatistik zur Bestimmung von Krankheitshäufigkeiten in einer Bevölkerung heranziehen. Der Tod ist ein eindeutig bestimm- und erfassbares Ereignis, das das Leben eines jeden Menschen begrenzt und aufgrund seiner Einmaligkeit, im Gegensatz zu den Angaben in den angeführten Morbiditätsstatistiken, (auf den ersten Blick) leichter dokumentiert werden kann.

## 2.2  Mortalitätsstatistik

Die Mortalitätsstatistik wird auf der Grundlage ärztlicher Todesbescheinigungen erstellt. Die Rechtsgrundlage bildet das "Gesetz über die Statistik der Bevölkerungsbewegung und die Fortschreibung des Bevölkerungsstandes" vom 4. Juli 1957[5], das in der Fassung der Bekanntmachung vom 14. März 1980[6], geändert durch den §-26 des Melderahmengesetzes vom 16. August 1980[7] für den in diesem Buch behandelten Zeitraum Anwendung fand. Die Todesursachenstatistik umfasst alle Gestorbenen des Berichtsjahres mit Ausnahme der Totgeborenen, der nachträglich beurkundeten Kriegssterbefälle und den gerichtlichen Todeserklärungen. Neben der Todesursache werden das Alter, das Geschlecht und der Wohnort des Verstorbenen erfasst. Bei gestorbenen Säuglingen wird die Überlebensdauer in Stunden, Tagen und Monaten angegeben. Liegt ein Unfall oder eine sonstige Gewalteinwirkung vor, wird zusätzlich die äußere Ursache erfasst bzw. bei Unfällen die Unfallkategorie. Die Angaben zur Todesursache im Leichenschauschein werden dann nach den Regeln der Weltgesundheitsorganisation (WHO - World Health Organization) unikausal von den Statistischen Landesämtern angegliederten sogenannten Laiensignierern verschlüsselt. Als Diagnosenschlüssel wird seit 1968 die Internationale Klassifikation der Krankheiten, Verletzungen und Todesursachen (engl.: International Classification of Diseases, Injuries, and Causes of Death, international abgekürzt ICD) angewendet. Vor 1968 fand eine nationale Klassifikation Anwendung.

---

[5] BGBl.I, S. 694
[6] BGBl.I, S. 308
[7] BGBl.I, S. 1429

8

## 2.2.1 Beurteilung der Daten

Die Angaben zur Zahl der Todesfälle und zu Alter, Geschlecht und Wohnort der Verstorbenen gelten als sehr zuverlässige Daten. Bei den Angaben zur Todesursache gestaltet sich die Situation etwas problematischer. Die unikausale Aufbereitung der Daten bewirkt, dass lediglich das Grundleiden in die Todesursachenstatistik eingeht, obwohl es vielleicht nur am Anfang einer Kausalkette von Ereignissen gestanden hat, die letztendlich zum Tode geführt hat. Darüber hinaus gibt es unterschiedliche Einschätzungen zur Güte der Diagnosen[8]. Mögliche Fehler bei der Eintragung der Todesursache bzw. bei deren Codierung und mögliche diagnostische "Moden" werden darüber hinaus als weitere Gründe für wenig stabile Daten angeführt. Die diagnostischen Möglichkeiten und Gewohnheiten haben sich im Laufe der Zeit sicherlich dem medizinischen Fortschritt angepasst und somit die Häufigkeit bei bestimmten Diagnosen beeinflusst[9]. Zu bedenken ist allerdings, dass die genannten, durchaus möglichen Fehler nicht spezifisch für die Mortalitätsstatistik gelten, sondern in gleichem Umfang bei den anderen Bestimmungsmethoden von Krankheitshäufigkeiten auftreten können. Für die Bundesrepublik Deutschland haben FRENTZEL-BEYME et al. 1980 eine durchaus zufriedenstellende Übereinstimmung der Diagnosen der Todesbescheinigungen mit allen anderen klinischen und pathologischen Informationen festgestellt[10]. MODELMOG und GOERTCHEN beziffern hingegen 1992 die Abweichung der dokumentierten Todesdiagnose vom Obduktionsergebnis mit 45 %[11].

Ein Vergleich von Sterbeziffern über mehrere Jahrzehnte zurück ist nur nach entsprechender Aufbereitung der Daten möglich, bedingt durch unterschiedliche bzw. überarbeitete Klassifikationen, die einen direkten

---

[8] wesentlicher Kritikpunkt ist die Beurteilungsgrundlage der Todesursache: Hackl, H., (1980) zählt einige subjektive Verfälschungen bei der Festlegung der Todesursache auf; Müller, W. u. Bocter, M., 1987, weisen Unterschiede im Ausstellungsverhalten bei niedergelassenen Ärzten, Klinikärzten und Notärzten nach

[9] so ist in den Todesursachenstatistiken im Laufe der letzten Jahrzehnte beispielsweise eine deutliche Zunahme der Todesursache "Prostatakarzinom" zu verzeichnen, bei gleichzeitiger Abnahme der Diagnose "Prostatahypertrophie". Die scheinbare Zunahme des Karzinoms kann über die Veränderung der diagnostischen Möglichkeit (z. B. Prostatabiopsie) erklärt werden. Um Fehler dieser Art zu vermeiden, sollte bei Änderung der Häufigkeit einer Diagnose überprüft werden, ob eine konkurrierende Diagnose zeitlich parallel rückläufig ist. Die Zusammenfassung ähnlicher Diagnosen zu einer Häufigkeitsangabe schließt ähnliche Fehler ebenfalls aus. Voraussetzung ist natürlich, das eine Zusammenfassung im Sinne der Fragestellung sinnvoll ist.

[10] Frentzel-Beyme, R. [u.a.], 1980, S. 901

[11] s. Modelmog, D., Goertchen, R., 1992, S. 3434 - 3440

9

Datenvergleich nicht zulassen (siehe hierzu auch Punkt 2.4 / Zuordnungsschlüssel).

Eine Interpretation der so gewonnenen Verlaufsdaten kann aber nur bedingt und unter Berücksichtigung der Einflussnahme sonstiger Faktoren (verbesserte, diagnostische Möglichkeiten, Erweiterung des Krankheitsspektrums usw.) erfolgen[12].

## 2.3 Morbiditätsstatistik (Mikrozensus)

Um eine vernünftige medizinische Versorgung einer Bevölkerung planen zu können, um direkte Kosten einer Krankheit oder auch die indirekten sozialen Lasten durch eine Erkrankung festzustellen, werden neben den Mortalitätsdaten auch zuverlässige Daten über die auftretenden Erkrankungen und Erkrankungshäufigkeiten benötigt.

Die gesundheitliche Situation gilt als wichtigster Bereich für das individuelle subjektive Wohlbefinden in einzelnen Lebensbereichen und ist deshalb in der Bundesrepublik Deutschland u. a. Gegenstand der Mikrozensuserhebungen. Der Mikrozensus ist eine flächendeckend organisierte Bevölkerungsstichprobe mit sehr breit gestreuter Thematik. Es handelt sich dabei um eine jährliche Befragung von 1% aller Haushalte, die erstmals 1957 durchgeführt wurde. Erhebungsmerkmale des Grundprogramms sind Tatbestände wie Angaben zur Person, Familie, Haushalt, Staatsangehörigkeit, Wohnsitz und Fragen zur beruflichen, wirtschaftlichen und sozialen Situation, insbesondere zur Erwerbstätigkeit und zur sozialen Sicherheit. Ergänzungserhebungen, wie zum Beispiel zur Wohnsituation, zu bestehenden Behinderungen oder eben auch Fragen zur Gesundheit, werden mit unterschiedlicher Periodizität und einem variablen Auswahlsatz durchgeführt.

---

[12] s. u. a. Hoepcker, W.-W., 1984, S. 1269 - 1274

In der nachfolgenden Übersicht sind die Erhebungstermine und Auswahlsätze der Fragen zur Gesundheit im Rahmen des Mikrozensus dargestellt:

| Tab. 1: Erhebungstermine und Auswahlsätze des Tatbestandes Gesundheit im Rahmen des Mikrozensus | | | | | | | | | | |
|---|---|---|---|---|---|---|---|---|---|---|
| | Erhebungsjahr und Auswahlsätze (in %) | | | | | | | | | |
| Tatbestand | 1966 | 1970 | 1972 | 1974 | 1976 | 1978 | 1980 | 1982 | 1986 | 1989 |
| Fragen zur Gesundheit | 0,5 | 0,1 | 0,1 | 1,0 | 0,25 | 1,0 | 0,25 | 1,0 | 0,5 | 0,5 |

Neben den Fragen über Erkrankungen und Unfälle werden seit 1978 noch Zusatzfragen über Gesundheitsrisiken und Vorsorgemaßnahmen gestellt. Diese Fragen beziehen sich aber auf unterschiedliche Themenbereiche. So wurden beispielsweise 1982 Informationen über die Einnahme von Diätkost, über den Gebrauch von Rheumamitteln und über Schutzmaßnahmen von Mädchen und Frauen gegen eine Rötelninfektion eingeholt. Bei der Erhebung im Jahre 1986 wurde ergänzend zum Frageprogramm die Angabe über eine Beteiligung an einer Schluckimpfung gegen Kinderlähmung erfasst, 1989 wurden wie auch 1978 Fragen zur Rauchgewohnheit gestellt. Ebenfalls 1989 wurden Angaben über die Verwendung von jodiertem Speisesalz und über dessen präventive Wirkung erfragt. Grundsätzlich beziehen sich die Fragen zum Gesundheitszustand, nicht wie beim Grundprogramm auf die Berichtswoche bzw. auf den Berichtstag, sondern auf den Erhebungstag und die davorliegenden 4 Wochen. Dieses Verfahren wird auch als Erhebung mit einem gleitenden Berichtszeitraum bezeichnet. Die Rechtsgrundlage der Mikrozensuserhebungen hat sich im Laufe der Jahre mehrfach geändert. Bis Ende des Berichtszeitraumes bildete das "Gesetz zur Durchführung einer Repräsentativstatistik über die Bevölkerung und den Arbeitsmarkt" (Mikrozensusgesetz) vom 10. Juni 1985[13] die gesetzliche Grundlage der Befragung. Gemäß diesem Gesetz hatte die Bundesregierung den Inhalt der Fragen durch entsprechende Rechtsverordnungen mit Zustimmung des Bundesrates festzulegen.

---

[13] s. BGBl. I, S. 955

## 2.3.1 Beurteilung der Daten

Die Definition des Krankheitsbegriffes in den Mikrozensuserhebungen entspricht zwar nicht objektiven Maßstäben[14], umfasst dafür aber eine Zufallsstichprobe, 0,1% - 1% der Gesamtbevölkerung wird befragt, die es zulässt, die Ergebnisse auf die Population hochzurechnen. Ob eine befragte Person krank ist oder nicht, ist abhängig von ihrer persönlichen Einschätzung. Diese Tatsache wird an manchen Stellen kritisch bemerkt[15] mit der Folge des Qualitätsverlustes der erhobenen Daten. Subjektive Angaben über die eigene Gesundheit wissenschaftlich zu beurteilen, ist immer ein problematisches Unterfangen[16]. Neben der Motivation des Befragten, können Fehlinterpretationen der Frage, Selbstdarstellung, Langeweile und Erregung oder auch die Neigung zu konsistenten Antworten die Ergebnisse beeinflussen[17]. Leider habe ich keine Literaturstellen finden können, die das Erhebungsinstrument zu den Fragen zur Gesundheit unter dem Aspekt der teststatistischen Güte beschreibt. Allerdings ist zu beachten, dass die Definition der Weltgesundheitsorganisation (WHO), nach der Gesundheit einen Zustand vollständigen, physischen, psychischen und sozialen Wohlbefindens und nicht nur die Abwesenheit von Krankheit und Gebrechen meint, besonders auch subjektive Einschätzungen zulässt, die ja letztendlich das persönliche Wohlbefinden einer jeden Person und damit ein wichtiges Stück Lebensqualität treffen.

Aus erhebungs- und aufbereitungstechnischen Gründen ist leider nur die **schwerwiegendste** Erkrankung bzw. Unfallverletzung in den Statistiken ausgewiesen. Wenn im Berichtszeitraum oder am Berichtstag mehrere Krankheiten oder Unfallverletzungen vorlagen, oblag es dem Befragten zu entscheiden, welche der vorhandenen Krankheiten bzw. Unfallverletzungen er als die schwerwiegendste bezeichnete. Dieses Verfahren wurde bis einschließlich 1982 so angewendet. In den Befragungen 1986 und 1989 wurde die Art der Erkrankung bzw. der Unfallverletzung nicht mehr erfragt.

---

[14] im Sinne der Befragung wird eine Person dann als krank gewertet, wenn sie sich zum Zeitpunkt der Erhebung oder in einem Zeitraum bis zu 4 Wochen davor in ihrem Gesundheitszustand so beeinträchtigt fühlt(e), daß sie ihrer üblichen Beschäftigung (Berufstätigkeit, Haushalt, Schule etc.) nicht voll nachgehen konnte; vgl. Gesundheitszustand der Bevölkerung.
Wirtschaft und Statistik, 2, 1991, S. 108
[15] s. Bericht der Behörde für Arbeit, Gesundheit und Soziales der Freien und Hansestadt Hamburg, S. 104
[16] s. a. Bormann, C. [u. a], 1990, S. 20
[17] vgl. Berger-Schmidt, R., 1988, S. 374 -381

Problematisch ist auch die Methode der einmaligen Erfassung zu sehen, weil saisonale Schwankungen die Häufigkeit einzelner Krankheitsgruppen (es wurden ja immer nur Krankheiten und Unfälle der vergangenen 4 Wochen erfragt!) verzerrt darstellen können und Hochrechnungen auf größere Zeiträume deshalb kritisch zu bewerten sind[18]. Weiter lassen sich Erinnerungsfehler und Interviewereinflüsse nicht ausschließen und beeinflussen die Qualität der erhobenen Daten.

Unter dem Aspekt der Morbiditätsentwicklung kommt noch hinzu, dass sich die inhaltliche Gestaltung und die logistischen Bedingungen der Datenerhebung mehrfach geändert haben und somit die Ergebnisse vergleichender Darstellungen nur mit äußerster Sorgfalt interpretiert werden sollten.

## 2.4    Zur Vorgehensweise bei der Erstellung dieses Buches

Alle Daten, die in diesem Buch verarbeitet wurden, entstammen amtlichen Statistiken und Übersichtslisten des Statistischen Bundesamtes. Dadurch konnte einerseits, soweit möglich, eine Vergleichbarkeit des Datenmaterials gewährleistet werden, andererseits konnte die fehlende Repräsentativität der Angaben aus anderen Datenquellen ausgeschlossen werden. Ergänzt wurden diese Quellen durch Veröffentlichungen, denen Zahlenmaterial aus amtlichen Statistiken zugrunde liegt. **Grundsätzlich beziehen sich die Daten auf den Gebietstand vor der deutschen Vereinigung. Zielgruppe waren Kinder und Jugendliche.** Zunächst habe ich versucht, durch die Beschreibung der demographischen Entwicklung der letzten Jahrzehnte und einigen Angaben zu ausländischen Kindern und Jugendlichen, zu Wohnorten und zur häuslichen Umgebung, einen erweiterten Hintergrund für das Mortalitäts- und Morbiditätsgeschehen zu schaffen, um danach auf die Daten aus der Todesursachenstatistik und dem Mikrozensus einzugehen.

---

[18] zur Information über die Verfahr-en zur Anpassung und Hochrechnung, sowie über die Fehlerrechnung im Ergänzungsprogramm "Fragen zur Gesundheit" verweise ich auf die Fachserie 12, Reihe S. 3, Fragen zur Gesundheit 1989, S. 9 - 10 bzw. auf die methodischen Hinweise innerhalb der in dieser Reihe erschienenen Hefte der Jahre 1966, 1974, 1978 und 1982 (Reihenbezeichnung für die Jahre1966 und 1974: Bevölkerung und Kultur.

13

Die Darstellung der Ergebnisse erfolgte getrennt nach folgenden Altersgruppen:

*< 1 Jahr*

*1 bis < 5 Jahre*

*5 bis < 15 Jahre*

*15 bis < 25 Jahre*

*(bzw. entsprechend der Klassengrenzen der Quellenangabe)*

In vielen Fällen liegen Häufigkeitsangaben in den amtlichen Statistiken in 5- bzw. 10-Jahres-Altersgruppen vor. Wenn in manchen Fällen nur Angaben für eine zusammengefasste Altersgruppe vorlagen, wird darauf an entsprechender Stelle in der Arbeit hingewiesen. Eine Altersklasse "Jugendliche" mit definierten Klassengrenzen[19] existiert in den amtlichen Statistiken nicht. Es kommen Klassen mit den Grenzen 15 - < 20 Jahre oder in manchen Fällen 15 - < 25, - < 30 oder sogar 15 - < 40 Jahre (bspw. erfolgt die Darstellung nach Krankheitsarten aus den Mikrozensusbefragungen in den Altersklassen - < 15 Jahre, 15 - < 40 Jahre usw.). Abweichend von der Darstellung in den Todesursachenstatistiken werden die Bevölkerungszahlen teilweise leider auch mit anderen Klassengrenzen angegeben (so gibt es z. B. in der Mortalitätsstatistik die Altersklasse 1 - < 5 Jahre, in der Bevölkerungsstatistik aber nur Angaben für die Altersgruppe 1 - < 6 Jahre). Für die Berechnungen der Mortalitäts- und Morbiditätsziffern wurden deshalb die Bevölkerungszahlen der Altersklassen, die von der Alterseinteilung bei der Todesursachenstatistik abweichen, nach folgendem Verfahren berechnet. Ausgehend von der Bevölkerungsstruktur in den einzelnen Jahrgängen des letzten Berichtsjahres 1991[20] wurden zunächst die relativen Häufigkeiten der einzelnen Jahrgänge an den Altersklassen bestimmt und anschließend unter der Annahme einer gleichen Bevölkerungsverteilung in den beobachteten Jahren zuvor die Bevölkerungszahl für die Altersgruppe mit den gewünschten Klassengrenzen berechnet.

---

[19] Anmerkung: Über die Definition des Jugendalters wird kontrovers diskutiert. Es gilt als zeitlich nicht einheitlich definierter Lebensabschnitt. Entscheidend für die Festlegung einer Altersgrenze ist sicherlich immer das angestrebte Aussageziel. Engel u. Hurrelmann schließen beispielsweise in ihrem Buch: "Was Jugendliche wagen", erschienen 1993 auch die 25-jährigen noch mit in diese Altersgruppe ein.

[20] vgl. Statistisches Jahrbuch 1993, S. 66

14

*Beispiel:*

*Der relative Anteil der 5 - < 6jährigen Kinder in der Altersklasse 1- < 6 Jahre betrug im Jahre 1991 gleich 19.1 %. Die Bevölkerungsgruppe 1 - < 6 Jahre umfasste 1960 insgesamt 4 292 584 Kinder. Abzüglich des Anteils der 5 - < 6jährigen Kinder (unter Annahme einer gleichen Bevölkerungsstruktur wie im Jahre 1991 = 19.1 %) ergibt sich für die Altersklasse 1 - < 5 Jahre eine Bevölkerungszahl von 3 472 700.*

Eine interpretierbare Dokumentation der Ergebnisse erforderte neben der Angabe von absoluten Häufigkeiten (z. B. bei den Todesfällen an AIDS sind durch die geringen Fallzahlen in dieser Bevölkerungsgruppe nur absolute Angaben sinnvoll) und relativen Häufigkeiten (z. B. um den Anteil einer Todesursache an der Gesamtsterblichkeit einer Altersklasse aufzuzeigen) die Berechnung von weiteren statistischen Kennziffern. Für die deskriptive Darstellung der Entwicklung und den Verlauf der Mortalität wurden Indikatoren gewählt, die allgemein anerkannt sind. Gemäß den Richtlinien der WHO wurden bei der Berechnung der Säuglingssterbeziffern die Sterbefälle auf 1000 Lebendgeborene und in den folgenden Altersklassen die Sterbefälle auf 100 000 Einwohner im Jahresdurchschnitt bezogen. Wegen ungleichgewichtiger Häufigkeitsverteilung der Sterbefälle von Säuglingen gegenüber den Sterbefällen von Kindern und Jugendlichen und den unterschiedlichen Todesursachen wurde die Altersgruppe < 1 Jahr gesondert betrachtet und dargestellt. Der Verlauf wurde dabei über folgende Kennziffern dokumentiert:

$$1)\ \textit{Säuglingssterblichkeit} = \frac{\textit{gestorbene Säuglinge bis unter 1 LJ* des Jahres a}}{\textit{Lebendgeborene des Jahres a}} * 1000$$

*insgesamt*

*LJ= Lebensjahr

2) Frühsterblichkeit =
$$\frac{\text{in den ersten 7 LT* gestorbene Säuglinge des Jahres a}}{\text{Lebendgeborene des Jahres a}} * 1000$$

3) Spätsterblichkeit =
$$\frac{\text{gestorbene Säuglinge} > 7. \ LT* - <= 28. \ LT \ \text{des Jahres a}}{\text{Lebendgeborene des Jahres a}} * 1000$$

4) Neonatalsterblichkeit =
$$\frac{\text{gestorbene Säuglinge bis} < 28. \ LT \ \text{des Jahres a}}{\text{Lebendgeborene des Jahres a}} * 1000$$

5) Postneonatalsterblichkeit =
$$\frac{\text{gestorbene Säuglinge} > 28. \ LT \ \text{bis} < 1 \ LJ \ \text{des Jahres a}}{\text{Lebendgeborene des Jahres a}} * 1000$$

6) perinatale Mortalität =
$$\frac{\text{Totgeborene} + \text{gestorbene Säuglinge bis einschl. 7. LT d. Jahres a}}{\text{Lebend- und Totgeborene des Jahres a}} * 1000$$

7) Totgeburten =
$$\frac{\text{Totgeborene des Jahres a}}{\text{Lebend- und Totgeborene des Jahres a}} * 1000$$

*LJ= Lebensjahr
*LT=Lebenstag

Bei der Darstellung der Sterbefälle nach Todesursachen wurde die Anzahl der Todesfälle auf 1000 Kinder unter 1 Jahr des jeweiligen Geschlechtes und des jeweiligen Jahres bezogen.

Diese Bezugszahlen werden auch als allgemeine oder rohe Sterbeziffern bezeichnet. Sie eignen sich, was zeitliche Vergleiche angeht, aber nur für die Darstellung der Säuglinssterblichkeit und nicht für die Gesamtsterblichkeit, weil diese von der unterschiedlichen Krankheitsanfälligkeit einer Bevölkerung bzw. einzelner Altersgruppen einer Bevölkerung und damit vom Altersaufbau einer Population abhängig ist. Um einen möglichst unverzerrten Vergleich der Sterblichkeitsentwicklung in der Bevölkerungsgruppe Kinder und Jugendliche im Alter zwischen 1 und < 25 Jahr(e) anstellen zu können, wurde neben der altersspezifischen rohen Sterbeziffer zudem die sogenannte "altersspezifische standardisierte Sterbeziffer" berechnet. Dabei wird die Altersgliederung eines bestimmten Jahres auch für alle sonstigen am Vergleich beteiligten Jahre zugrunde gelegt. In der Regel wird als Bezugsbevölkerung die Bevölkerung eines Volkszählungsjahres gewählt. Bezugsbevölkerung der standardisierten Sterbeziffern in diesem Buch ist die Bevölkerung des Jahres 1987 laut Volkszählungsergebnis 1987 im ehemaligen Gebiet der Bundesrepublik Deutschland.

$$
8)\ rohe\ Sterbeziffer\ (altersspezifisch) = \frac{Gestorbene\ des\ Jahres\ a\ der\ Altersklasse(n)\ k}{Bevölkerungsanteil\ der\ Altersklasse(n)\ k\ des\ Bezugsjahres\ a} * 100\ 000
$$

9) standardisierte Sterbeziffer  = *nach folgendem Modell*

(altersspezifisch)

<u>Beispiel für die Berechnung der altersstandardisierten Sterbeziffer zweier Altersklassen:</u>

*a = Bevölkerungszahl der ersten Altersgruppe des Basisjahres*
*b = Bevölkerungszahl der zweiten Altersgruppe des Basisjahres*
*n = Bevölkerungszahl der ersten Altersgruppe eines "Umrechnungsjahres x"*
*m = Bevölkerungszahl der zweiten Altersgruppe eines "Umrechnungsjahres x"*
*k = Todesfälle der ersten Altersgruppe im Umrechnungsjahr x*
*l = Todesfälle der zweiten Altersgruppe im Umrechnungsjahr x*

$$
\frac{\dfrac{k * \dfrac{a}{n} + l * \dfrac{b}{m}}{(a + b)}}{100\ 000}
$$

17

Bei der Ergebnisdokumentation der Morbiditätsdaten wurde unterschieden zwischen Angaben zu den meldepflichtigen Erkrankungen und den Angaben aus den Mikrozensuserhebungen.

Neben den absoluten und relativen Häufigkeiten sind folgende Kennziffern verwendet worden:

a) für die meldepflichtigen Erkrankungen:

*Zahl der Neuerkrankten n des Jahres a der Altersklasse(n) k*

10) Inzidenz = ------------------------------------------------------------------------ * 100 000

(altersspezifisch) *Bevölkerungsanteil der Altersklasse(n) k des Bezugsjahres a*

b) analog wurden die Morbiditätsangaben aus dem Mikrozensus mit den entsprechenden (Perioden)prävalenzraten dargestellt:

(Perioden-) *Zahl der Erkrankten der Altersklasse(n) k in der Periode p des Jahres a*

11) Prävalenz = ------------------------------------------------------------------------ * 100 000

(altersspezifisch) *Bevölkerungsanteil der Altersklasse(n) k des Bezugsjahres a*

12) die altersstandardisierte Prävalenz analog dem Beispiel 9!

Da sich für den beobachteten Zeitraum die Klassifikation der Todesursachen bzw. die Codes zur Verschlüsselung der Erkrankungen mehrfach geändert haben, wurde ein Folgeschlüssel erarbeitet, der Grundlage aller Vergleiche innerhalb dieser Dokumentation ist (s. Zuordnungsschlüssel A und B auf den Seite 25 und 26). Dieser Versuch, eine Vergleichbarkeit der Daten herzustellen, führte dazu, nicht einzelne Todesursachen aufführen zu können, sondern Todesursachengruppen zu betrachten. Für diese Dokumentation wurden dabei die für die Sterblichkeit maßgeblich ausgewiesenen Todesursachen ausgewählt. Über den beobachteten Zeitraum hinweg, stellen die aufgeführten Todesursachen einen hohen Prozentsatz der Todesfälle dar, wie aus den relativen Häufigkeiten zu ersehen ist. Die Krankheitsangaben aus den Mikrozensus-Befragungen sind zusammengefasst in 12 Krankheitsgruppen dargestellt, die den Diagnosegruppen der ICD angeglichen sind.

Um den Verlauf darzustellen, wurden aus der Todesursachenstatistik die Angaben für die Jahre 1960, 1970, 1980, 1985 und 1991 als Datengrundlage gewählt. Bei manchen Darstellungen wurden darüber hinaus noch weitere Jahrgänge in den Vergleich einbezogen. Der

Morbiditätsentwicklung liegen die Daten aus den Mikrozensuserhebungen der Jahre 1966, 1974, 1978, 1982 und 1989 zugrunde.

Die Häufigkeitsdaten sind am PC über eine Datenmaske von Microsoft Excel für Windows erfasst und gespeichert worden. Alle Berechnungen und Grafiken wurden über dieses System realisiert. Die berechneten Indizes und die angefertigten Grafiken wurden über Kopier- und Transferfunktionen an die gewünschte Stelle im Dokument platziert, so dass mögliche Fehler nach der Berechnung durch eine manuelle Bearbeitung ausgeschlossen werden können.

Die Daten zur absoluten Häufigkeit wurden vom Autor aus den amtlichen Statistiken und "Sonderlisten" des Statistischen Bundesamtes zusammengetragen. Da die Erfassung, Berechnung und Präsentation der Daten durch den Autor erfolgte, ist das vorliegende Buch als Quelle anzusehen (ausgenommen ist die Abbildung 2, die mit Quellenangabe versehen sind).

### Zuordnungsschlüssel A: für Säuglinge < 1 Jahr

| Todesursachengruppe/ Diagnosenschlüssel | nationale Klassifikation bis zum Jahre 1967 / Nr. der internen Liste B | ICD 8. Revision 1968 - 1978 / Positionsnr. der ICD 1968 Liste B (s. Stat. Jahrbuch 1972, S. 60) | ICD 9. Revision ab 1979 |
|---|---|---|---|
| Infektiöse und parasitäre Krankheiten | B1 - B17 | B1 - B18 | 001 - 139 |
| Bösartige Neubildungen | B18 | B19 | 140 - 208 |
| Diabetes mellitus | B20 | B21 | 250 |
| Krankheiten der Atmungsorgane | B30 - B32 | B31- B33 | 460 - 519 |
| Kongenitale Anomalien | B41 | B42 | 740 - 759 |
| Best. Affektionen , die ihren Ursprung in der Perinatalzeit haben | B42 - B44[a] | B43 - B44[b] | 760 - 779 |
| Symptome und schlecht bez. Affektionen | B45 | B45 | 780 - 799 |
| Unfälle | BE47 - BE48 | BE47- BE48 | E800 - E949 |

[a] einschließlich sonstiger Krankheiten der frühesten Kindheit (Nr. 846, 847, 849,851-853, 859)
[b] einschließlich sonstiger Ursachen der perinatalen Mortalität

19

## Zuordnungsschlüssel B: für Kinder und Jugendliche 1 - < 25 Jahre

| Todesursachengruppe/ Diagnosenschlüssel | nationale Klassifikation bis zum Jahre 1967 / Nr. der internen Liste B | ICD 8. Revision 1968 - 1978 / Positionsnr. der ICD 1968 Liste B (s. Stat. Jahrbuch 1972, S. 60) | ICD 9. Revision ab 1979 |
|---|---|---|---|
| Infektiöse und parasitäre Krankheiten | B1 - B17 | B1 - B18 | 001 - 139 |
| Bösartige Neubildungen | B18 | B19 | 140 - 208 |
| Diabetes mellitus | B20 | B21 | 250 |
| Krankheiten des Kreislaufsystems | B24 - B 29 | B25-B30 | 390 - 459 |
| Krankheiten der Atmungsorgane | B30 -B32 | B31-B33 | 460 - 519 |
| Krankheiten der Verdauungsorgane | B33 - B37 | B34-B37 | 520 - 579 |
| Kongenitale Anomalien | B41 | B42 | 740 - 759 |
| Unfälle | BE47 - BE48 | BE47-BE48 | E810 - E949 |
| darunter: KFZ-Unfälle | BE47 | BE47 | E810-E819 |

# 3    Allgemeine Bedingungen

## 3.1    Demographische Entwicklung

Am Jahresende 1991 lebten in der früheren Bundesrepublik 64 484 800
Einwohner, davon waren 11 976 700 Kinder und Jugendliche unter 18
Jahren. Dies entspricht einem prozentualen Anteil an der
Gesamtbevölkerung von 18,6 %. Vergleicht man die Entwicklung der
absoluten Zahlen der Gesamtbevölkerung mit der Entwicklung des
prozentualen Anteils der Kinder und Jugendlichen in den 4 Jahrzehnten
davor, so stellt man eine entgegen-gesetzte Tendenz fest (vgl. Tab. 2).
Ausgehend von der Gesamtbevölkerung im Jahre 1950 gab es hier bis 1991 einen Zuwachs von ca. 13,5 Millionen Einwohnern. Dies entspricht einer prozentualen Zuwachsrate von 21 %. Hingegen ist der prozentuale Anteil der Kinder und Jugendlichen < 18 Jahre im selben Zeitraum um 9,2 %

| Tab. 2: Entwicklung der Bevölkerungszahlen bei Kindern und Jugendlichen < 18 Jahre in der früheren Bundesrepublik Deutschland |||| 
|---|---|---|---|
| Jahr | Bevölkerung insgesamt | Kinder u. Jugendliche < 18 Jahre | %-Anteil an der Gesamt- bevölkerung |
| 1950 | 50958125 | 14170032 | 27,8 |
| 1960 | 55958321 | 14181941 | 25,3 |
| 1970 | 61001153 | 16514799 | 27,1 |
| 1980 | 61657945 | 14215562 | 23,1 |
| 1990 | 63725653 | 11693308 | 18,3 |
| 1991 | 64484800 | 11976700 | 18,6 |

gesunken. Das Statistische Bundesamt prognostizierte in seiner siebten
koordinierten Bevölkerungsvorausberechnung[21] weitere, erhebliche
Verschiebungen im Altersaufbau der Bevölkerung. Anstatt wie bisher einer
Pyramide zu gleichen, wird sich die graphische Darstellung der
Bevölkerung zunehmend zu einem Pilz entwickeln, d. h. die Anzahl der
älteren Menschen wird zunehmen, die der jungen Menschen weiter
abnehmen. Folgt man den Modellrechnungen des Statistischen
Bundesamtes, so wird im Jahre 2030 der Anteil der älteren Bevölkerung (>
60 Jahre) von 20,3 % (1989) auf 34,9 % (2030) steigen, der Anteil der
erwerbstätigen Personen (>18 - < 60 Jahre) wird von 59,1 % (1989) auf
48,9 % (2030) und der Anteil der Kinder und Jugendlichen bis unter 18
Jahre wird auf 16,2 % absinken[22]. Eine solche Entwicklung zeichnete sich
bereits Jahren ab. Ein Vergleich der Anteile der Altersgruppen an der

---

[21] vgl. Sommer, B.; 1992, S. 219 ff
[22] vgl. ebenda

Gesamtbevölkerung macht deutlich, dass der Anteil der unter 18jährigen von 27,8 % im Jahr 1950 auf 18,6 % (1991) zurückgegangen ist. Besonders auffällig ist der Rückgang in den Altersgruppen < 6 Jahre (von 8,2 % auf 6,6 %) und der Gruppe der 6 - < 14jährigen (von 13,4 % auf 8,0 %). Die quantitative Bevölkerungsentwicklung ergibt sich aus einer Bilanzrechnung zwischen den Geburten und den Sterbefällen. Das Resultat dieser Rechnung ist, abgesehen von einigen Schwankungen, seit 1975 negativ. Die Änderung des generativen Verhaltens der Menschen als Ursache dieser Entwicklung wird seit geraumer Zeit im Zusammenhang mit den Entscheidungen in Bezug auf Ehe und Erwerbstätigkeit der Frau diskutiert[23].

### 3.1.1 Ausländische Kinder und Jugendliche

In der früheren Bundesrepublik wurden seit Mitte der 60er Jahre aus arbeitsmarktpolitischen Gründen gezielt ausländische Arbeitnehmer angeworben. Erst viele Jahre später wurde klar, dass nicht allein Arbeitskräfte, sondern Menschen in dieses Land kamen, die zusammen mit ihren Familien leben wollten und eine neue bildungs- und wohnungspolitische Herausforderung darstellten. Lag die Zahl der im früheren Bundesgebiet lebenden Ausländer 1961 noch bei ca. 690 000, so stieg diese Zahl bis zum Jahre 1991 auf knapp 5,8 Millionen an[24]. Die Modellrechnungen des Statistischen Bundesamtes gehen von einem Anstieg der ausländischen Bevölkerung auf 6,3 Millionen Personen im Jahr 2030 aus, wobei sich die Altersstruktur der ausländischen Bevölkerung prognostisch in dieser Zeit tendenziell der deutschen Bevölkerung angleichen wird. Die jüngeren Jahrgänge werden zahlenmäßig stark abnehmen und die Zahl der älteren ausländischen Mitmenschen anwachsen. Gegenwärtig ist der überwiegende Teil der ausländischen Mitmenschen im erwerbstätigen Alter[25]. Nicht zuletzt aufgrund der Familienzusammen-führungen stieg der weibliche Anteil von 31 % 1961 auf 43,2 % im Jahr 1991.

Die Entwicklung des Kinder- und Jugendlichenanteils an der Gesamtausländerzahl lässt sich u. a. mit den folgenden Geburtenzahlen

---

23 vgl. Rapin, H., 1990, S. 25 ff

24 vgl. Statistisches Jahrbuch 1993 für die Bundesrepublik Deutschland, S. 72

25 Altersgruppe > 18 < 65 Jahre = 72,5 % der Gesamtausländer im früheren Bundesgebiet am Stichtag: 30.09.1990; vgl. Statistisches Bundesamt [Hrsg.]: Datenreport 1992, S. 55

22

veranschaulichen[26]. 1975 kamen im früheren Bundesgebiet etwa 95 900 ausländische Kinder zur Welt, 1985 waren es nur noch rund 53 800[27], 1990 stieg diese Zahl wieder auf etwa 86 300 an. Während 1975 noch jedes sechste im früheren Bundesgebiet geborene Kind eine ausländische Staatszugehörigkeit hatte, war 1991 jedes achte Neugeborene ausländischer Herkunft[28]. Im Laufe der Jahre haben sich die Geburtenzahlen der Ausländerinnen an die der deutschen Frauen angeglichen. Die Geburtenhäufigkeit bei den in der Bundesrepublik lebenden Ausländerinnen ist trotzdem immer noch höher als bei den deutschen Frauen, wenn auch erhebliche Differenzen zwischen den hier lebenden Nationalitäten bestehen. Während bei den deutschen Frauen unter dem Geburtenverhalten von 1991 1000 Frauen rechnerisch im Verlauf ihres Lebens etwa 1300 Kinder bekommen würden, liegen die entsprechenden Vergleichswerte bei türkischen Frauen bei etwa 2900, bei Italienerinnen bei rund 1500 und bei Frauen aus dem Gebiet des ehemaligen Jugoslawiens bei 1200 Kindern[29].

Die hier unter dem Punkt 2.1 vorgestellten Zeitreihen zeigen Tendenzen auf, die zitierten Bestandsdaten geben die Situation zu Beginn dieses Jahrzehnts wieder. Natürlich können diese wenigen ausgewählten Daten kein umfassendes Bild über die Bevölkerungsentwicklung geben. Sie soll damit auch nicht erklärt oder bewertet sein. Detaillierte Interpretationen sollten nur auf der Basis weiterer Daten zur gesamtwirtschaftlichen Entwicklung erfolgen.

---

[26] am Stichtag 30.09.1990 betrug der Anteil der unter 18jährigen an der ausländischen Gesamtbevölkerung 1 292 400, gleich 24,7 % der Ausländer oder aber 8,3 % der in der Bundesrepublik Deutschland lebenden unter 18jährigen, d. h. jede 12. Person < 18 Jahre war ein Ausländer; vgl. Statistisches Bundesamt [Hrsg.]: Datenreport 1992, S. 55 (eigene Berechnungen); ein gutes Jahr später am 31.12.1991 lebten 1 406 700 unter 18jährige Ausländer in der Bundesrepublik Deutschland (Gebietsstand v. 03.10.1990). Dies entspricht einem prozentualen Anteil der hier lebenden unter 18jährigen von 9,1 % oder anders ausgedrückt jede 11 Person < 18 Jahre war ein Ausländer; vgl. Statistisches Bundesamt [Hrsg.]: Fachserie 1 - Reihe 2, Ausländer 1991, S. 47 (eigene Berechnungen)

[27] das Rückkehrhilfegesetz führte Mitte der 80er Jahre zu starken Abwanderungen und einer Abnahme des Ausländeranteils

[28] vgl. Statistisches Bundesamt [Hrsg.]: Datenreport 1992, S. 56

[29] vgl. ebenda

## 3.2 Wohnorte und häusliche Umgebung

Entsprechend der Bevölkerungszahl hat sich auch die Bevölkerungsdichte[30] verändert. Für das frühere Bundesgebiet stieg die Dichteziffer von 201 im Jahre 1950 auf 252 im Jahre 1989. Die Besiedlung der Bundesländer und Stadtstaaten im einzelnen ist aus der Abbildung 1 zu entnehmen. Die regionale Verteilung zeigt eine sehr hohe Bevölkerungs-dichte in den Stadtstaaten Berlin, Hamburg und Bremen und im Land Nordrhein-Westfalen. Die Länder Niedersachsen und Bayern sind dagegen relativ dünn besiedelt. In Bezug auf die Bevölkerungsdichte lag die Bundesrepublik Deutschland Ende 1991 in Europa an dritter Stelle (259 Einwohner je Quadratkilometer)[31]. Hinsichtlich der Verteilung der Einwohner auf Gemeindegrößenklassen zeigte sich 1989 folgendes Bild: 6 % der Bevölkerung des früheren Bundesgebietes lebte in Gemeinden mit weniger als 2000 Einwohnern. In Städten mit mehr als 100 000 Einwohnern wohnten 34 % der Bevölkerung. Örtliche Wirtschaftsstrukturen und Erwerbsmöglichkeiten sind im wesentlichen entscheidend für den hohen Bevölkerungsanteil in industriellen Ballungsgebieten. Ganz besonders fällt dies auch bei der regionalen Verteilung der ausländischen Bevölkerung ins Gewicht. So ist ihr Anteil in wirtschaftsstarken Räumen an Rhein und Ruhr und im Rhein-Main-Gebiet wesentlich höher als in anderen Regionen[32].

**Abb. 1: Bevölkerungsdichte in den Ländern und Stadtstaaten (BRD) am 31.12.1991\***

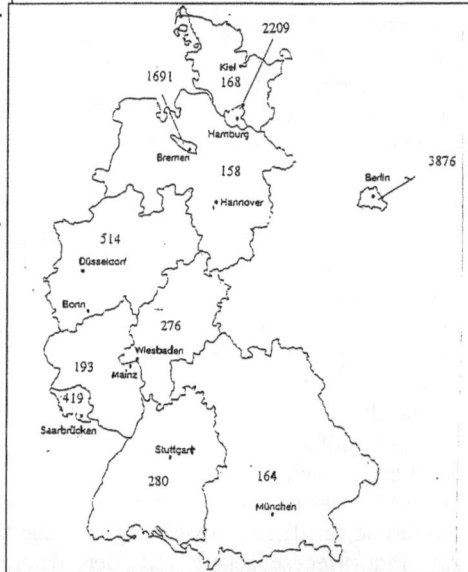

**\*Einwohner je km$^2$**

2209
1691 | Kiel 168
Hamburg
Bremen 158 | Berlin 3876
· Hannover
514 Düsseldorf
Bonn
276
Wiesbaden
Mainz 193
419 Saarbrücken
Stuttgart 280 | 164 München

---

[30] gleich Zahl der Einwohner je Quadratkilometer

[31] Niederlande (356), Belgien (326), Großbritannien und Nordirland (235)

[32] 1990 war beispielsweise in Offenbach und Frankfurt jeder 4. Einwohner ein Ausländer

Der private Haushalt bildet den Kernbereich der Gesellschaft und gehört als Lebenserfahrung zum Alltag eines jeden Menschen. Einige wenige Zahlen zur Entwicklung der Haushaltsgröße lassen einen Wandel der Werte, der Lebensperspektiven und der Lebensformen erkennen. Der Übergang von der Groß- zur Kleinfamilie spiegelt sich vor allem in der Entwicklung der Kinderzahl pro Ehe bzw. Lebensgemeinschaft wider. Zu Beginn des Jahrhunderts lebten in ca. 44 % aller Privathaushalte 5 oder mehr Personen. Bis zum Jahre 1990 verringerte sich dieser Anteil auf ca. 5 %. Im gleichen Zeitraum stieg dagegen der Anteil der Zweipersonenhaushalte von 15 % auf 30 % und der Anteil von Einpersonenhaushalte von 7 % auf 35 %. Somit lebten 1990 rund 16 % der Bevölkerung im früheren Bundesgebiet allein. Bei der Haushaltsgröße verringerte sich der

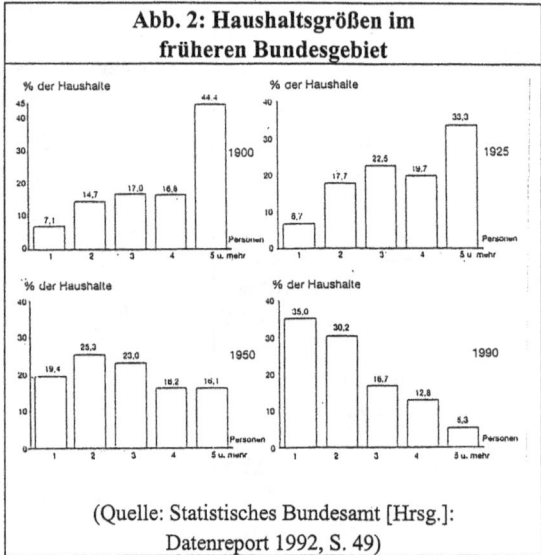

**Abb. 2: Haushaltsgrößen im früheren Bundesgebiet**

(Quelle: Statistisches Bundesamt [Hrsg.]: Datenreport 1992, S. 49)

Durchschnittswert von 4,5 Personen im Jahre 1900 auf 2,3 im Jahre 1990[33]. Ein Grund für diese Entwicklung ist sicherlich der Wandel von der Agrar- zur Industriegesellschaft mit der damit verbundenen Zunahme der städtischen Haushalte, die durchschnittlich kleiner sind als die in ländlichen Gemeinden[34]. In Bezug auf die häusliche Umgebung von Kindern und Jugendlichen ist natürlich auch die Frage nach der Familienstruktur von Bedeutung. Im Jahre 1990 wurden im früheren Bundesgebiet 941 000 alleinerziehende Väter oder Mütter mit einem oder mehreren Kind(ern)

---

33 vgl. Statistisches Bundesamt [Hrsg.]: Datenreport 1992, S. 49 ff

34 allein 48 % der Einpersonenhaushalte befinden sich in Großstädten (> 100 000 Einwohner) im früheren Bundesgebiet, 1990 wohnte jeder 5. Großstadtbürger allein, während in Gemeinden mit weniger als 100 000 Einwohnern nur ca. jeder 8. in einem Einpersonenhaushalt lebte;
vgl. Statitisches Bundesamt [Hrsg.]: Datenreport 1992, S. 50

unter 18 Jahren ermittelt[35] (siehe auch Tabelle 3). Davon waren 242 000 nie verheiratet, 574 000 Fälle durch Scheidung oder Trennung bedingt und 125 000 durch Tod des Partners[36].

| Tab. 3: Zahlenmäßige Entwicklung der alleinerziehenden Mütter und Väter in der Bundesrepublik Deutschland | | | | | | | | |
|---|---|---|---|---|---|---|---|---|
| Jahr | Frauen | | | | Männer | | | |
| | Summe | mit 1 Kind | mit 2 Kindern | mit > =3 Kindern | Summe | mit 1 Kind | mit 2 Kindern | mit > =3 Kindern |
| 1972 | 618000 | x* | x | x | 88000 | x | x | X |
| 1990 | 811000 | 574000 | 190000 | 47000 | 130000 | 102000 | 22000 | 7000 |

(Kinder = < 18 Jahre) (Quelle: Statistisches Bundesamt [Hrsg.]: Datenreport 1992, S. 50)
x* = Angabe fehlt

An dieser Stelle möchte ich auf ENGELBERT verweisen, die in ihrem Beitrag "Wandel der Familie - Gefährdung für Kinder?" Problembereiche der Familienkindheit und mögliche Folgen vor dem Hintergrund der Veränderung der Familie als zentrale Institution in unserer Gesellschaft und dem Wandel der familialen Lebensformen und Lebensverhältnisse beschreibt[37].

Die Wohnsituation der Haushalte zeigt nach den Ergebnissen des Mikrozensus 1985 erhebliche Unterschiede in Bezug auf die Haushaltsgröße. Die Wohnfläche pro Haushaltsmitglied lag im Durchschnitt bei Einpersonenhaushalten bei 61 qm, bei Zweipersonenhaushalten bei 41 qm, bei Dreipersonenhaushalten bei 32 qm, bei Vierpersonenhaushalten bei 27 qm und bei noch größeren Haushalten bei weniger als 25 qm. Gerade Haushalte mit Kindern waren von beengten Wohnverhältnissen betroffen. So hatten sie durchschnittlich lediglich 27 qm je Haushaltsmitglied zur Verfügung, während für jede Person in kinderlosen Haushalten 44 qm als Durchschnittswert ermittelt wurde. Kinderreiche Familien (drei oder mehr Kinder) verfügten durchschnittlich nur über 21 qm Wohnraum pro Haushaltsmitglied. Noch beengter als bei deutschen Familien waren in der Regel die Wohnverhältnisse ausländischer Familienhaushalte. Hinzu kommt auch noch, dass die von Ausländern bewohnten Wohnungen meistens älter und schlechter ausgestattet waren, beispielsweise hatten 1985 nur 50 % der ausländischen

---

[35] gleich 10,2 % aller Mehrpersonenhaushalte
[36] vgl. ebenda
[37] Engelbert, A., 1993, S. 59 - 80

Hauptmieterhaushalte Bad/Dusche, WC und Sammelheizung in der
Wohneinheit[38]. Auch wenn nur wenige empirisch gesicherte
Untersuchungen über den Einfluss der Wohnung und der Wohnumgebung
auf die Entwicklung des Kindes vorliegen, so ist die Beeinflussung doch
unstreitig[39] und mit Blick auf die Gesundheit besteht Grund zur Annahme,
dass besonders auch enge Wohnverhältnisse negativ auf die Gesundheit
wirken, insbesondere die Entstehung psychischer Krankheiten und die
Heranbildung abweichenden Verhaltens begünstigen[40].

Eine Momentaufnahme der Wohnverhältnisse, wie sie beim Mikrozensus
erhoben wird, schließt in der Regel leider keine Wünsche hinsichtlich der
Wohnsituation ein. Abweichend hiervon wurde bei der 1 %
Wohnungsstichprobe 1978 auch nach der subjektiven Einschätzung der
eigenen Wohnverhältnisse, insbesondere der Qualität des Wohnumfeldes
gefragt. Hierbei zeigte sich, dass die Versorgung mit öffentlichen und
privaten Leistungen mehrheitlich von den befragten Haushalten als
zufriedenstellend angegeben wurde, wobei die Haushalte mit mehreren
Kindern in Bezug auf das Angebot im öffentlichen Nahverkehr und bei den
Einkaufsmöglichkeiten weniger zufrieden waren als der Durchschnitt der
verbleibenden Haushalte. Die Beurteilung der Kinderspielplatzsituation fiel
bei 41 % der Haushalte mit "gut" und bei weiteren 17 % mit "mittelmäßig"
aus. 23 % hielten Verbesserungen für nötig, für 7 % war die Situation
"unzumutbar" und 9 % enthielten sich einer Antwort. Bei der Bewertung
der Grünflächen urteilten 66 % mit "gut", 15 % mit "mittelmäßig" und 11 %
der befragten Haushalte meinte "es sollte besser sein"[41].

Ein ähnliches Resultat in Bezug auf die Wohnzufriedenheit liefert das
Sozioökonomische Panel - SOEP[42]. Auf der Grundlage der aktuellsten
Datenbasis von 1984 - 1990 (West-Deutschland) ist die Wohnzufriedenheit
der Befragten sehr hoch, wobei deutsche Haushalte generell zufriedener
sind mit den eigenen Wohnverhältnissen als Ausländerhaushalte[43].

---

[38] vgl. Statistisches Bundesamt [Hrsg.]: Datenreport 1992 ; S. 146 ff

[39] vgl. Ministerium für Arbeit, Gesundheit und Soziales des Landes Nordrhein-
Westfalen [Hrsg.]: Kinder in Nordrhein-Westfalen, 1980, S. 109

[40] vgl. Rughöft, S., 1978, S. 78

[41] vgl. Rapin, H., 1990, S. 177

[42] SOEP = Erhebungsprogramm der empirischen Sozialforschung, das speziell für die
gesellschaftliche Dauerbeobachtung konzipiert worden ist. Versucht primär
Informationen und Veränderungen im Zeitablauf auf der Mikroebene von Individuen und
Haushalten zu erfassen.

[43] vgl. Statistisches Bundesamt [Hrsg.]: Datenreport 1992, S. 504

Mit diesen wenigen Daten ist die Lebenssituation der Kinder und Jugendlichen in Bezug auf Wohnung und Familie natürlich nur unzureichend erfasst. Als Hintergrundinformation für die Entwicklung der Mortalität und Morbidität dieser Bevölkerungsgruppe sollten die Daten ausreichen.

## 4 Mortalität

### 4.1 Säuglingssterblichkeit im Überblick

Die Säuglingssterblichkeit und die perinatale Mortalität (Zeitraum ab dem Ende der 28. Schwangerschaftswoche bis einschließlich zum 7. Tag nach der Geburt) gelten allgemein als sensible Indikatoren für die Qualität der medizinisch-sozialen Versorgung eines Landes. An ihrer Ausprägung wird die Wirksamkeit von Betreuungsstrategien gemessen und die Höhe der Sterbeziffern wird gemeinhin als Spiegelbild der sozialökonomischen Entwicklung eines Landes verstanden.

Bei einem Vergleich der Säuglingssterbeziffern für die frühere Bundesrepublik Deutschland ab 1960 ist ein erheblicher Rückgang der Sterbefälle zu beobachten (siehe auch Tabelle 4).

**Tab. 4: Säuglingssterblichkeit in der Bundesrepublik Deutschland**

(angegeben auf 1000 Lebendgeborene*)

| Jahr | 1960 | 1965 | 1970 | 1975 | 1980 | 1985 | 1990 | 1991 |
|---|---|---|---|---|---|---|---|---|
| insgesamt | 33,8 | 23,8 | 23,4 | 19,7 | 12,7 | 8,9 | 7,1 | 6,7 |

* unter Berücksichtigung der Geburtenentwicklung der vergangenen 12 Monate

Mit 1991 6,7 Sterbefällen auf 1000 Lebendgeborene hat sich die Bundesrepublik Deutschland im internationalen Vergleich inzwischen in die Gruppe der Länder mit den weltweit niedrigsten Säuglingssterbeziffern eingereiht. Im Jahre 1975 sah das noch völlig anders aus. Mit einer Sterberate von 19,6 lag die Bundesrepublik weit hinter anderen europäischen Ländern (z. B. Schweden 8,6, Finnland 9,6 oder die Niederlande 10,6[44]) zurück. Das Ausmaß dieser Differenz wird erst dann

[44] vgl. Antwort der Bundesregierung auf die Große Anfrage: Kindergesundheit und Umweltbelastungen, 1993, S. 2

deutlich, wenn man überlegt, dass bei einer Säuglingssterbeziffer wie in Schweden 1975 in der Bundesrepublik Deutschland im selben Jahr über 6700 Kinder unter einem Jahr weniger gestorben wären. Mit 8,9 verstorbenen Säuglingen pro 1000 lebendgeborener Kinder im Jahre 1985 konnte erstmals internationaler Anschluss gefunden werden.

Bei weiterer Analyse der Daten fällt auf, dass die Sterblichkeit bei männlichen Säuglingen im gesamten betrachteten Zeitraum wesentlich höher ist als bei den weiblichen Säuglingen (siehe auch Abbildung 3).

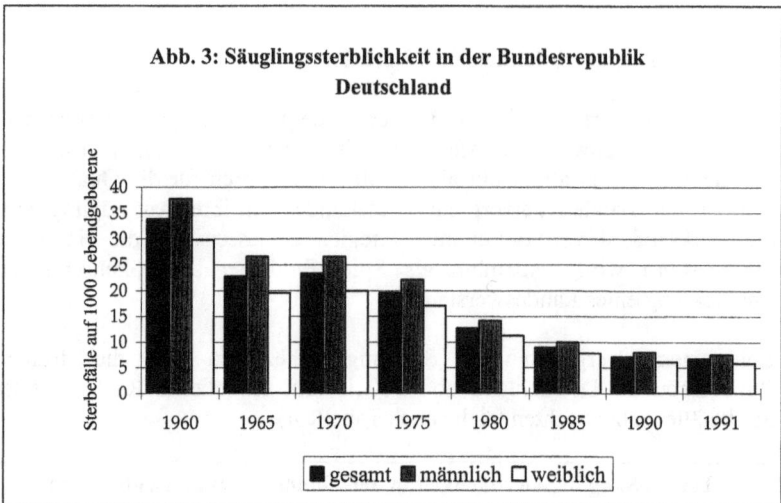

**Abb. 3: Säuglingssterblichkeit in der Bundesrepublik Deutschland**

## 4.1.1 Säuglingssterblichkeit nach Lebensdauer

Das Zahlenmaterial der nachfolgenden Tabellen gibt Aufschluss darüber, wo es Veränderungen bei den Sterbehäufigkeiten gegeben hat. In der Frühsterblichkeit bis zum 7. Lebenstag konnte die Sterbeziffer von 20,8 im Jahre 1960 kontinuierlich auf 2,5 im Jahre 1991 reduziert werden

**Tab. 5: Säuglingssterblichkeit nach Lebensdauer in der Bundesrepublik Deutschland (Teil 1)**

| Jahr | Frühsterblichkeit | | Spätsterblichkeit | | Neonatalsterblichkeit | |
|---|---|---|---|---|---|---|
| | Anzahl | je 1000 LB* | Anzahl | je 1000 LB | Anzahl | je 1000 LB |
| 1960 | 20137 | 20,8 | 3016 | 3,1 | 23153 | 23,9 |
| 1965 | 17342 | 16,6 | 1852 | 1,8 | 19194 | 18,4 |
| 1970 | 13301 | 16,4 | 1603 | 2,0 | 14904 | 18,4 |
| 1975 | 6967 | 11,6 | 1349 | 2,2 | 8316 | 13,8 |
| 1980 | 3904 | 6,3 | 961 | 1,5 | 4865 | 7,8 |
| 1985 | 2217 | 3,8 | 690 | 1,2 | 2907 | 5,0 |
| 1990 | 1904 | 2,6 | 671 | 0,9 | 2575 | 3,5 |
| 1991 | 1791 | 2,5 | 664 | 0,9 | 2455 | 3,4 |

\* LB=Lebendgeborene

In der Spätsterblichkeitsphase hat es ebenfalls bei den Absolutzahlen im Zeitraum nach 1960 eine ständige Verbesserung gegeben, in den Sterbeziffern ist diese positive Entwicklung seit 1975 auch sichtbar. Starben 1960 von 1000 Lebendgeborenen 3 Kinder in diesem Zeitabschnitt, so war es 1991 noch 1 Kind. Die Neonatalsterblichkeit als Gesamtangabe der Kennziffern "Früh- "und "Spätsterblichkeit" spiegelt folgerichtig eine enorme Verbesserung wieder.

Die Sterbehäufigkeit in der Zeitperiode nach dem 28. Lebenstag zeigt in ihrer Entwicklung einen deutlichen Unterschied von 10 Kindern auf 1000 Lebendgeborenen 1960 auf 3 Kinder im Jahre 1991. Die größten Fortschritte    wurden bei der Verringerung der perinatalen Mortalität erzielt. Hier konnten im beobachteten Zeitraum die Todesfälle von 35,8 auf 5,7 pro 1000 Lebend- oder Totgeborene gesenkt werden. Auch bei den Totgeburten gab es eine kontinuierliche Verbesserung der Sterbeziffer von 15,3 auf 3,2 .

| Tab. 6: Säuglingssterblichkeit nach Lebensdauer in der Bundesrepublik Deutschland (Teil 2) | | | | | |
|---|---|---|---|---|---|
| | Postneonatal-sterblichkeit | | Perinatale Sterblichkeit | | Totgeborene |
| Jahr | Anzahl | je 1000 LB | Anzahl | je 1000 LB/TB* | Anzahl | je 1000 LB/TB |
| 1960 | 9571 | 9,9 | 35186 | 35,8 | 15049 | 15,3 |
| 1965 | 5753 | 5,5 | 30243 | 28,6 | 12901 | 12,2 |
| 1970 | 4261 | 5,3 | 21652 | 26,4 | 8351 | 10,2 |
| 1975 | 3559 | 5,9 | 11656 | 19,3 | 4689 | 7,7 |
| 1980 | 2956 | 4,8 | 7212 | 11,6 | 3308 | 5,3 |
| 1985 | 2337 | 4,0 | 4631 | 7,9 | 2414 | 4,1 |
| 1990 | 2501 | 3,4 | 4394 | 6,0 | 2490 | 3,4 |
| 1991 | 2407 | 3,3 | 4136 | 5,7 | 2345 | 3,2 |

\* LB=Lebendgeborene / TB=Totgeborene

Bei rückblickender Betrachtung der Entwicklung der Säuglingssterblichkeit werden Erfolge bei der Vermeidung von Todesfällen bei Säuglingen unter 1 Jahr sehr deutlich und durch Fortschritte und neue Ansätze in der Medizin auch erklärbar.

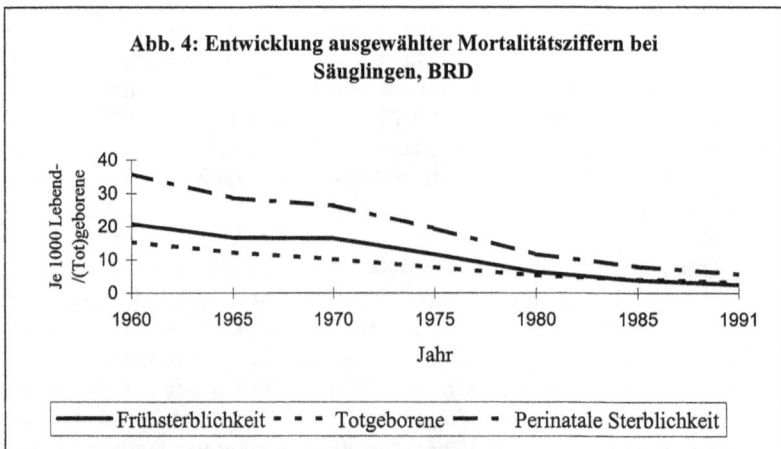

Abb. 4: Entwicklung ausgewählter Mortalitätsziffern bei Säuglingen, BRD

Parallel zur medizinischen Orientierung und zum medizinischen Fortschritt in dieser Zeit entwickelten sich nämlich auch die Häufigkeitskennziffern der Säuglingssterblichkeit. Wie in Abbildung 4 zu sehen ist, hatten

31

eingeführte Maßnahmen zur frühzeitigen Erfassung, Überwachung und Behandlung von Risikoschwangerschaften oder -geburten sowie eine inhaltliche Erweiterung der prophylaktischen Schwangerschaftsbetreuung zu Beginn der siebziger Jahre (bspw. wurde die präpartale Betreuung ausgebaut und die fetale Betreuung unter der Geburt erhielt zunehmend Gewicht) eine beschleunigte Reduzierung der Todesfälle vor, während und in den ersten Tagen nach der Geburt zur Folge. So konnte z. B. der Anteil der Frühsterblichkeit an der Gesamtsäuglingssterblichkeit von 61,5 % im Jahre 1960 auf 36,8 % 1991 gesenkt werden (siehe hierzu auch Abb. 6)[45]. Dies nicht zuletzt auch durch die weitere Verbesserung der perinatalen Diagnostik und Therapie, durch die Möglichkeiten der intensivmedizinischen Behandlung der Neugeborenen und die Neueinrichtung und den Ausbau bestehender perinatalmedizinischer Zentren. Durch die in Abbildung 5 dargestellten Senkungsraten wird die verbesserte Schwangeren- und geburtshilflich-neonatologische Betreuung noch einmal zum Ausdruck gebracht.

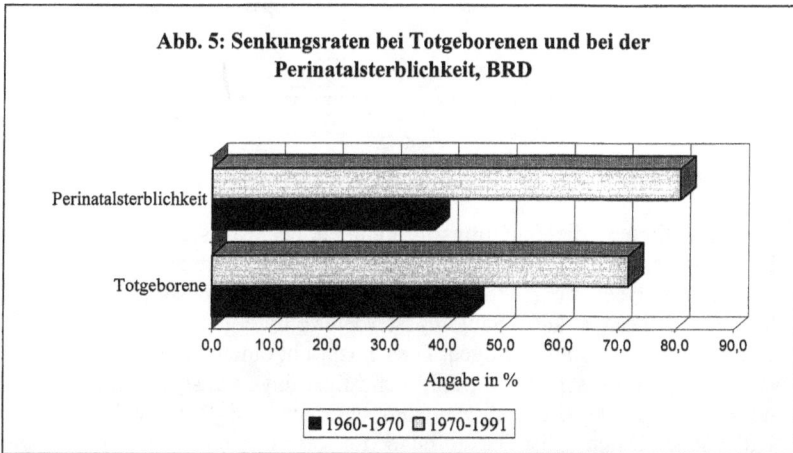

Abb. 5: Senkungsraten bei Totgeborenen und bei der Perinatalsterblichkeit, BRD

Der sehr starken Reduzierung der Säuglingssterblichkeit in der Früh- und Spätsterblichkeitsphase steht eine nicht ganz so erhebliche Verringerung der Sterblichkeit in der Postneonatalphase gegenüber. Dadurch haben sich nach 1970 kontinuierlich die Anteile der Neonatal- und der Postneonatalsterbefälle an der Säuglingssterblichkeit insgesamt angeglichen. Im Jahre 1991 starben beispielsweise in den ersten 28 Lebenstagen noch 2455 Säuglinge, nach dem 28. Lebenstag bis

[45] zur Bedeutung der Schwangerenvorsorge in Bezug auf die Säuglingssterblichkeit s. a.: Berg, D., 1993, S. 101 - 111

einschließlich 12. Lebensmonat waren es 2407 Säuglinge (siehe auch Abbildung 6).

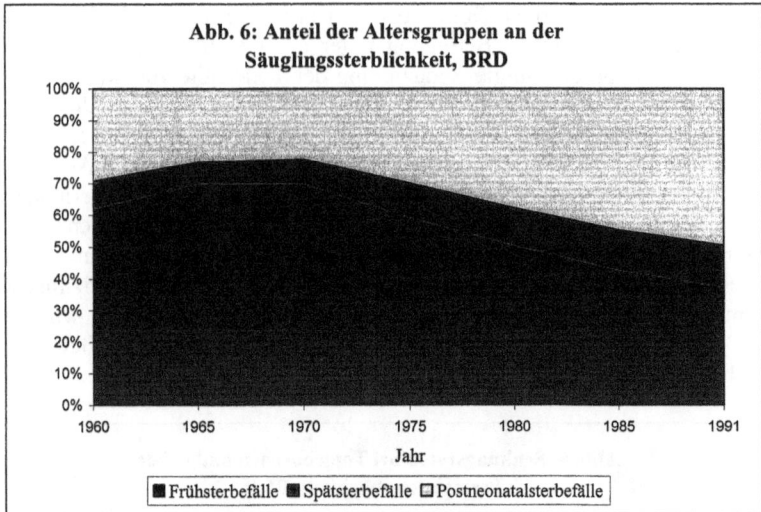

**Abb. 6: Anteil der Altersgruppen an der Säuglingssterblichkeit, BRD**

## 4.1.2 Säuglingssterblichkeit nach Geburtsgewicht

Ein wesentlicher, die Säuglingssterblichkeit beeinflussender Faktor stellt die Frühgeburtlichkeit infolge des (zu geringen) Geburtsgewichts dar. Das Ausmaß der Bedeutung wird daraus ersichtlich, dass beispielsweise 1991 2071 der insgesamt 4862 Säuglingssterbefälle untergewichtig waren, d. h. weniger als 2500 Gramm wogen. Dies entspricht einem prozentualen Anteil von 42,6 %. Eine sehr hohe Zahl, wenn man davon ausgeht, dass in etwa nur 5 - 6 % aller Lebendgeborenen untergewichtig zur Welt kamen[46]. Statistische Daten über Gestorbene im ersten Lebensjahr mit einem Geburtsgewicht von unter 2500 Gramm liegen beim Statistischen Bundesamt seit 1973 vor. Der Anteil der Untergewichtigen an der Gesamtpopulation der Säuglingssterbefälle hat sich seitdem von 63 %, über 51 % 1975, 49,2 % 1980 und 46,5 % 1985 zwar ständig verringern lassen, doch mit über 40 % im Jahre 1991 war der Anteil dieser Säuglinge an den Sterbefällen nach wie vor unverhältnismäßig hoch.

---

[46] vgl. Antwort der Bundesregierung auf die Große Anfrage: Kindergesundheit und Umweltbelastungen, 1993, S. 3

| Tab. 7: Gestorbene im 1. Lebensjahr mit einem Geburtsgewicht von unter 2500 Gramm in der Bundesrepublik Deutschland * | | | |
|---|---|---|---|
| Jahr | männlich | Weiblich | Insgesamt |
| 1973 | 4232 | 3264 | 7496 |
| 1975 | 3421 | 2637 | 6058 |
| 1980 | 2152 | 1693 | 3845 |
| 1985 | 1381 | 1060 | 2441 |
| 1990 | 1215 | 943 | 2158 |
| 1991 | 1166 | 905 | 2071 |

* Daten liegen erst ab 1973 vor!

Tabelle 7 und Abbildung 7 zeigen auch hier deutlich die Erfolge durch den Ausbau der präpartalen Betreuung, der Geburtenüberwachung und der Nutzung der Intensivbetreuung. Da die während und nach der Geburt einsetzbaren medizinischen Möglichkeiten in großem Maße genutzt wurden, kann eine weitere Verbesserung nur in dem Versuch liegen, den Anteil der untergewichtig Lebendgeborenen zu senken. Faktoren und Risiken, die die Untergewichtigkeit begünstigen und in der Regel nicht isoliert, sondern in Verbindung miteinander wirken (z. B. Rauchen während der Schwangerschaft, körperliche Arbeit, seelische Belastungen oder auch unzureichende Wahrnehmung der Schwangerschafts-Vorsorgeunter-suchungen[47]), bilden Ansatzpunkte weiterer präventiv-medizinischer Arbeit.

---

[47] vgl. Antwort der Bundesregierung auf die Große Anfrage: Kindergesundheit und Umweltbelastungen, 1993, S. 3

34

Abb. 7: Senkungsraten der Säuglingssterblichkeit nach Geburtsgewicht
von 1973 bis 1991, BRD

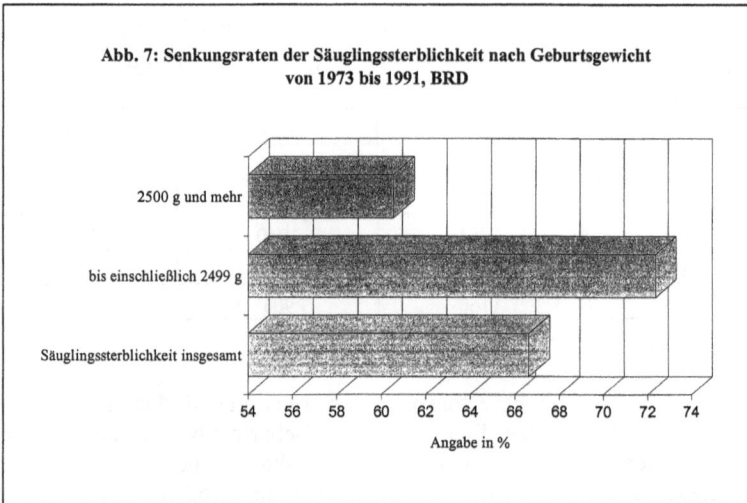

### 4.1.3  Säuglingssterblichkeit nach Todesursachen

Häufigste Todesursache bei den Säuglingen waren über den gesamten
Zeitraum die Affektionen (Krankheit bzw. Störungen), die ihren Ursprung
in der Perinatalzeit haben. Hierzu zählen bspw. die Schädigungen des Feten
durch Krankheit der Mutter, Schwangerschaftskomplikationen, vorzeitiger
Blasensprung, Plazentaanomalien, Störungen der Nabelschnur,
Mehrlingsschwangerschaften und verkürzte Schwangerschaftsdauer,
Unreife des Neugeborenen und auch Geburtsverletzungen. Diese
Krankheiten bzw. Störungen treten hauptsächlich bei stark
untergewichtigen (weniger als 1000 Gramm Geburtsgewicht)
Neugeborenen auf, wobei die Todesfolge zu 90 % in den ersten 4
Lebenswochen auftritt. Seit 1979 werden die Störungen unter den ICD'9-
Nr.: 760 - 779 geführt. Zweithäufigste Todesursache waren die
kongenitalen (angeborenen) Anomalien und hier vor allem die
Fehlbildungen des Herz-Kreislauf-Systems ICD'9-Nr.: 740 - 759. Zwar
konnte bei beiden Todesursachengruppen die Sterbeziffer erheblich gesenkt
werden (s. a. Tab. 8 auf Seite 44), sie stellen aber nach wie vor über 60 %
aller Säuglingssterbefälle. Inwieweit die Entwicklung der
Abtreibungspraxis aus medizinischer Indikation die Reduzierung der
Sterbeziffer bei den kongenitalen Anomalien beeinflusst hat, wäre bei einer
erklärenden Analyse zu bedenken.

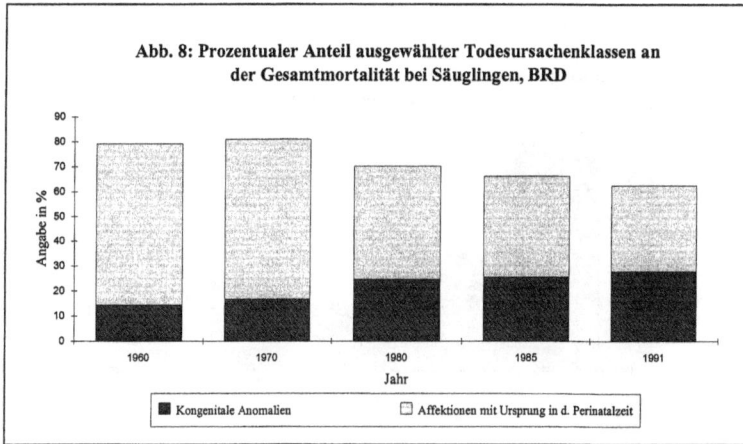

Abb. 8: Prozentualer Anteil ausgewählter Todesursachenklassen an der Gesamtmortalität bei Säuglingen, BRD

Kongenitale Anomalien mit einem unterschiedlichen Schweregrad wurden bei 5 % aller Neugeborenen beobachtet. Das Anomalienspektrum umfasst dabei ca. 250 unterschiedliche Defekte. Von den schweren Fehlbildungen, die das Leben und die Entwicklung des Kindes bedrohen, weisen 30 % eine genetische Ursache auf. Es gibt unterschiedliche Faktoren und Substanzen, die als Risikofaktor für eine angeborene Fehlbildung gelten, u. a. erhöht sich das Risiko auch mit zunehmendem Alter der Schwangeren. Eventuelle Zusammenhänge zwischen dem Auftreten angeborener Fehlbildungen und aktuellen Umweltproblemen konnten bisher nicht aus den in der Bundesrepublik vorhandenen Daten aufgezeigt werden[48].

Die Herstellung von Kausalzusammenhängen zwischen Umwelt und angeborenen Fehlbildungen scheitert in der Regel an methodischen Problemen, weil oftmals ein Ausschluss anderer Einflussgrößen nicht garantiert werden kann.

Sehr positiv ist die Entwicklung bei den Todesfällen durch Krankheiten der Atmungsorgane (Pneumonie, Grippe, Bronchitis, Asthma etc.) verlaufen. Von allen gestorbenen Säuglingen waren 1960 noch 7,6 % an einer Krankheit dieser Diagnosegruppe verstorben. 1991 betrug der Anteil lediglich noch 1,4 %. Dieser Rückgang beruht in erster Linie auf eine starke Reduzierung der Sterbefälle an Pneumonie ICD'9-Nr.: 480 - 486.

---

[48] s. a. Antwort der Bundesregierung auf die Große Anfrage: Kindergesundheit und Umweltbelastungen, 1993, S. 7

36

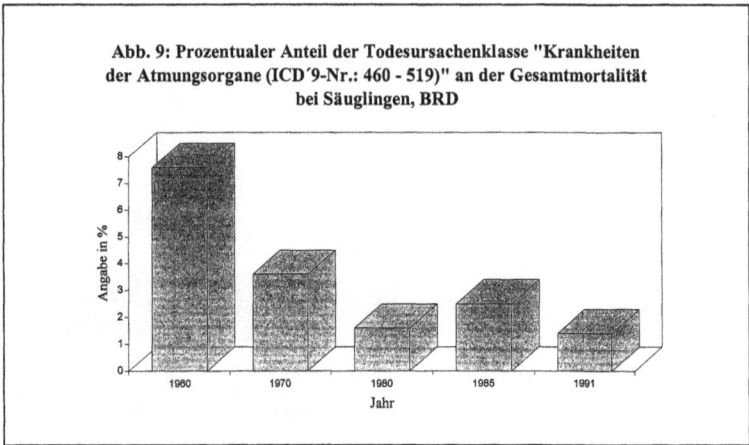

Abb. 9: Prozentualer Anteil der Todesursachenklasse "Krankheiten der Atmungsorgane (ICD'9-Nr.: 460 - 519)" an der Gesamtmortalität bei Säuglingen, BRD

Erkrankungen der Diagnosegruppen ICD'9-Nr.: 001 - 139 infektiöse und parasitäre Krankheiten sowie ICD'9-Nr.: 140 - 208 bösartige Neubildungen hatten erfreulicherweise nur einen geringen Anteil an der Säuglingssterblichkeit.

Bei den Unfällen ICD'9-Nr.: E800 - E949 ist nach einem zwischenzeitlichen Anteil von 5,7 % im Jahre 1980 der Anteil im Jahre 1991 wieder auf 2,4 % gefallen.

Ein wichtiger Grund für die Säuglinssterblichkeit stellt nach wie vor auch die Frühgeburtlichkeit dar (s. Punkt 4.1.2). Bedeutendste Todesursache 1991 für über 8 Tage alte Säuglinge war der Plötzliche Kindstod[49] (aufgrund der besonderen Problematik wird auf die Todesursachen SIDS und AIDS noch einmal gesondert eingegangen - siehe hierzu auch die Ausführungen unter den Punkten 4.1.3.1 und 4.1.3.2).

---

[49] s. a. Antwort der Bundesregierung auf die Große Anfrage: Kindergesundheit und Umweltbelastungen, 1993, S. 3

In den nachfolgenden Übersichten sind neben der Entwicklung der rohen Sterbeziffer einzelner Todesursachenklassen, auch die absoluten und relativen Mortalitätszahlen der wichtigsten Todesursachengruppen aufgeführt.

**Tab. 8: Todesursachenstatistik: Rohe Sterbeziffer einzelner Todesursachenklassen bei Säuglingen, BRD (Angabe auf 1000 Säuglinge < 1 Jahr des jeweiligen Jahres)**

| Todesursache | Altersgruppe: < 1 Jahr | | | | |
|---|---|---|---|---|---|
| | Jahr | | | | |
| Diagnose | 1960 | 1970 | 1980 | 1985 | 1991 |
| (ICD-Nr.) | zus. | zus. | zus. | zus. | zus. |
| Infektiöse und parasitäre Krankheiten (001 - 139) | 0,5 | 0,6 | 0,1 | 0,2 | 0,1 |
| Bösartige Neubildungen (140 - 208) | 0,0 | 0,1 | 0,0 | 0,0 | 0,0 |
| Krankheiten der Atmungsorgane (460 - 519) | 2,6 | 0,9 | 0,2 | 0,2 | 0,1 |
| Kongenitale Anomalien (740 - 759) | 4,9 | 4,1 | 3,1 | 2,3 | 1,9 |
| Best. Affektionen , die ihren Ursprung in der Perinatalzeit haben (760 - 779) | 22,0 | 15,7 | 5,8 | 3,7 | 2,3 |
| Symptome und schlecht bez. Affektionen (780 - 799) | 0,4 | 0,4 | 1,3 | 1,8 | 1,8 |
| Unfälle (E800 - E949) | 0,6 | 0,8 | 0,7 | 0,4 | 0,2 |

## Tab. 9: Todesursachenstatistik: Anzahl der Säuglingssterbefälle nach Art der Todesursache, BRD

Altersgruppe: Säuglinge < 1 Jahr

| Todesursache Diagnose (ICD '9-Nr.) | 1960 | | | 1970 | | | 1980 | | | 1985 | | | 1991 | | |
|---|---|---|---|---|---|---|---|---|---|---|---|---|---|---|---|
| | zus. | m | w | zus. | m | w | zus. | m | w | zus. | m | w | zus. | m | w |
| Infektiöse und parasitäre Krankheiten (001 - 139) | 445 | 242 | 203 | 495 | 299 | 196 | 67 | 36 | 31 | 119 | 54 | 65 | 87 | 46 | 41 |
| Bösartige Neubildungen (140 - 208) | 42 | 28 | 14 | 51 | 28 | 23 | 27 | 14 | 13 | 19 | 13 | 6 | 20 | 9 | 11 |
| Diabetes mellitus (250) | 3 | 1 | 2 | 5 | 3 | 2 | 1 | 0 | 1 | 1 | 1 | 0 | 0 | 0 | 0 |
| Krankheiten der Atmungsorgane (460 - 519) | 2424 | 1337 | 1087 | 685 | 401 | 284 | 125 | 68 | 57 | 132 | 86 | 46 | 69 | 43 | 26 |
| Kongenitale Anomalien (740 - 759) | 4591 | 2502 | 2089 | 3200 | 1762 | 1438 | 1928 | 1050 | 878 | 1341 | 733 | 608 | 1355 | 731 | 624 |
| Best. Affektionen, die ihren Ursprung in der Perinatalzeit haben (760 - 779) | 20767 | 12057 | 8710 | 12335 | 7302 | 5033 | 3568 | 2082 | 1486 | 2136 | 1231 | 905 | 1686 | 981 | 705 |
| Symptome und schlecht bez. Affektionen (780 - 799) | 393 | 234 | 159 | 289 | 173 | 116 | 809 | 467 | 342 | 1027 | 605 | 422 | 1272 | 760 | 512 |
| Unfälle (E800 - E949) | 523 | 297 | 226 | 625 | 365 | 260 | 443 | 236 | 207 | 221 | 141 | 80 | 119 | 64 | 55 |
| Sterbefälle insgesamt | 31974 | 18341 | 13633 | 19165 | 11201 | 7964 | 7821 | 4455 | 3366 | 5244 | 3001 | 2243 | 4862 | 2770 | 2092 |

# Tab. 10: Todesursachenstatistik: Prozentualer Anteil einzelner Todesursachenklassen an der Gesamtsterblichkeit bei Säuglingen, BRD

Altersgruppe: Säuglinge < 1 Jahr

| Todesursache Diagnose (ICD'9-Nr.) | 1960 | | | 1970 | | | 1980 | | | 1985 | | | 1991 | | |
|---|---|---|---|---|---|---|---|---|---|---|---|---|---|---|---|
| | zus. | m | w | zus. | m | w | zus. | m | w | zus. | m | w | zus. | m | w |
| Infektiöse und parasitäre Krankheiten (001 - 139) | 1,4 | 1,3 | 1,5 | 2,6 | 2,7 | 2,5 | 0,9 | 0,8 | 0,9 | 2,3 | 1,8 | 2,9 | 1,8 | 1,7 | 2,0 |
| Bösartige Neubildungen (140 - 208) | 0,1 | 0,2 | 0,1 | 0,3 | 0,2 | 0,3 | 0,3 | 0,3 | 0,4 | 0,4 | 0,4 | 0,3 | 0,4 | 0,3 | 0,5 |
| Krankheiten der Atmungsorgane (460 - 519) | 7,6 | 7,3 | 8,0 | 3,6 | 3,6 | 3,6 | 1,6 | 1,5 | 1,7 | 2,5 | 2,9 | 2,1 | 1,4 | 1,6 | 1,2 |
| Kongenitale Anomalien (740 - 759) | 14,4 | 13,6 | 15,3 | 16,7 | 15,7 | 18,1 | 24,7 | 23,6 | 26,1 | 25,6 | 24,4 | 27,1 | 27,9 | 26,4 | 29,8 |
| Best. Affektionen, die ihren Ursprung in der Perinatalzeit haben (760 - 779) | 64,9 | 65,7 | 63,9 | 64,4 | 65,2 | 63,2 | 45,6 | 46,7 | 44,1 | 40,7 | 41,0 | 40,3 | 34,7 | 35,4 | 33,7 |
| Symptome und schlecht bez. Affektionen (780 - 799) | 1,2 | 1,3 | 1,2 | 1,5 | 1,5 | 1,5 | 10,3 | 10,5 | 10,2 | 19,6 | 20,2 | 18,8 | 26,2 | 27,4 | 24,5 |
| Unfälle (E800 - E949) | 1,6 | 1,6 | 1,7 | 3,3 | 3,3 | 3,3 | 5,7 | 5,3 | 6,1 | 4,2 | 4,7 | 3,6 | 2,4 | 2,3 | 2,6 |
| Anteil an den Sterbefällen insgesamt | 91,3 | 91,0 | 91,6 | 92,3 | 92,3 | 92,3 | 89,1 | 88,7 | 89,6 | 95,3 | 95,4 | 95,1 | 94,8 | 95,1 | 94,4 |

## 4.1.3.1 SIDS (Sudden Infant Death Syndrome)

SIDS, deutschsprachige Synonyme sind Krippentod bzw. plötzlicher Kindstod, beschreibt einen vor allem bei Säuglingen in den ersten 6 Lebensmonaten plötzlich und unerwartet eintretenden Tod ohne ausreichend erklärende Todesursache. Als Erklärung wird die sogenannte Apnoetheorie akzeptiert, wonach hauptsächlich im Schlaf auftretende Atemdepressionen eine Minderversorgung innerer Organe mit Sauerstoff nach sich ziehen[50]. Bisherige Forschungsergebnisse haben aber keine spezifischen Ursachen als Erklärung für den Plötzlichen Kindstod liefern können. Am häufigsten tritt der Plötzliche Kindstod zwischen dem 2. und dem 4. Lebensmonat auf. Im Jahr 1991 traten alle SIDS-Fälle im früheren Bundesgebiet im 1. Lebensjahr auf, wobei männliche Säuglinge öfter betroffen waren als Säuglinge weiblichen Geschlechts (z. B. 1991: 719 Jungen zu 481 Mädchen[51]). Auf der Grundlage der Ergebnisse systematischer anamnestischer Vergleichsstudien zwischen SIDS-Opfern und Kontrollgruppen gelten als Risikosäuglinge vor allem Geschwisterkinder von SIDS-Opfern (insbesondre Zwillingsgeschwister), zu früh geborene Säuglinge nach schweren perinatalen Komplikationen, Kinder drogenabhängiger Mütter und Säuglinge, die bereits ein sogenanntes lebensbedrohliches Ereignis durchgemacht haben. Unerwartete, lebensbedrohliche Ereignisse, charakterisiert durch eine Kombination von Apnoen, (meistens) zyanotischen Farbänderungen der Haut, herabgesetztem Muskeltonus und Anzeichen von Erstickung und Leblosigkeit, die auch als "ALTE" [apparent life threatening events; früher auch als "near miss-SIDS"] bezeichnet werden, gelten als mögliche Abortivform des Plötzlichen Kindstodes. Bei etwa 10 % der SIDS-Opfer ist mindestens ein ALTE vorher aufgetreten[52]. Untersuchungsergebnisse zeigen weiterhin, dass auch der sozioökonomische Status und das Alter der Mutter für das Auftreten eines SIDS eine Rolle spielen. Vor allem bei jüngeren und alleinstehenden Müttern bzw. Müttern aus sozial benachteiligten Schichten scheint der Krippentod gehäuft vorzukommen[53].

In der ICD existiert erst seit 1979 (9. Revision) ein eigener Code für die Todesursache SIDS. Deshalb lässt sich eine Entwicklung der Sterblichkeit am Plötzlichen Kindstod erst seit 1979 verfolgen. Da dieser Code in die Diagnosegruppe "Symptome und schlecht bezeichnete Affektionen" fällt, ist

---

[50] vgl. Kurz, R., 1990, S. 66

[51] s. Statistisches Bundesamt [Hrsg.]: Fachserie 12, Gesundheitswesen Reihe 4, Todesursachen 1991, S. 96

[52] vgl. Kurz, R., 1990, S. 67

[53] vgl. Bericht der Behörde für Arbeit, Gesundheit und Soziales der Freien und Hansestadt Hamburg, S. 43

der rapide Anstieg der Häufigkeitszahlen dieser Todesursachengruppe (s. Abb. 10) über den plötzlichen Kindstod zu erklären.

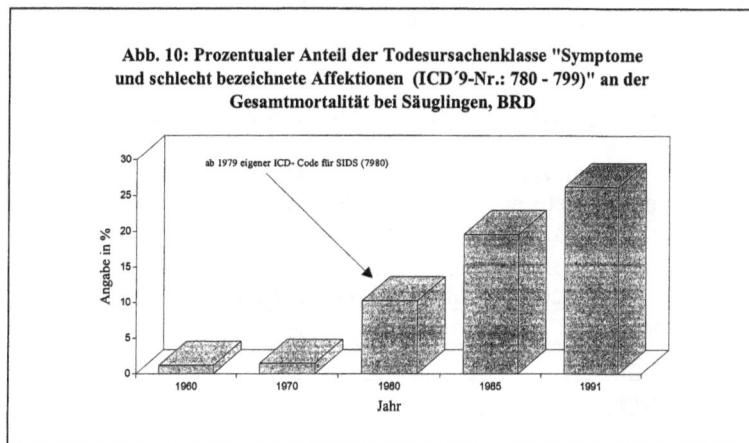

**Abb. 10: Prozentualer Anteil der Todesursachenklasse "Symptome und schlecht bezeichnete Affektionen (ICD'9-Nr.: 780 - 799)" an der Gesamtmortalität bei Säuglingen, BRD**

Die Häufigkeitsangaben der Jahre 1979, 1990 und 1991 sind in der nachfolgenden Tabelle dargestellt:

| Tab. 11: Sterbefälle am Plötzlichen Kindstod in den Jahren 1979, 1985, 1990 und 1991, BRD | | | |
|---|---|---|---|
| Jahr | Anzahl | auf 100 000 Lebendgeborene | % der Todesfälle des Berichtsjahres |
| 1979 | 589 | 101,2 | 4,6 |
| 1985 | 958 | 163,4 | 18,2 |
| 1990 | 1261 | 173,4 | 24,8 |
| 1991 | 1200 | 166,0 | 24,7 |

Bei der Interpretation dieses Zahlenmaterials muss bedacht werden, dass nicht alle gestorbenen Kinder obduziert worden sind und somit diese Diagnose nur in einem Teil der Fälle durch ein Sektionsergebnis bestätigt vorliegt. Die Feststellung der Todesursache ohne Obduktion beim verbleibenden Teil der Sterbefälle ist natürlich mit einer gewissen Fehlerrate behaftet[54].

---

[54] Beispiel: bei 125 Oduktionen in Hamburg (klinische Diagnose SIDS) wurde in 10 Fällen die Todesursache nicht bestätigt ( = 7.7 %); vgl. Bericht der Behörde für Arbeit, Gesundheit und Soziales der Freien und Hansestadt Hamburg, S. 43

Die Entwicklung der Häufigkeit dieser Todesursache war insofern beängstigend, als dass sie am Ende des Bereichszeitraumes ca. 25 % der Todesfälle bei Säuglingen ausmachte.

### 4.1.3.2 AIDS (Acquired Immuneo Deficiency Syndrome)

Statistische Zahlen zur Häufigkeit der AIDS-Todesfälle liegen für das frühere Bundesgebiet seit 1984 vor. In der nachfolgenden Tabelle habe ich die Absolutzahlen nach Geschlechtern getrennt dargestellt.

| Tab. 12: Sterbefälle an AIDS bei Säuglingen, BRD | | | | | | | | |
|---|---|---|---|---|---|---|---|---|
| Geschlecht | 1984 | 1985 | 1986 | 1987 | 1988 | 1989 | 1990 | 1991 |
| weiblich | 0 | 1 | 2 | 0 | 0 | 1 | 1 | 2 |
| männlich | 0 | 0 | 0 | 2 | 0 | 4 | 0 | 2 |

Dem Nachweis von HIV-Antikörpern im Blut von Säuglingen war in den meisten Fällen eine Übertragung durch die HIV-Antikörper-positive Mutter schon während der Schwangerschaft vorausgegangen (prä- oder perinatale Infektion)[55].

### 4.1.4 Zusammenfassende Bewertung der Säuglingssterblichkeit

Die Entwicklung der Säuglingssterblichkeit seit 1960 ist dadurch gekennzeichnet, dass sie in allen wichtigen Kennziffern ganz erheblich reduziert werden konnte. Gleiches gilt für die wichtigsten Todesursachengruppen (s. a. Tab. 8 auf S. 44), mit Ausnahme der Klasse ICD'9-Nr.: 780 - 799 Symptome und schlecht bezeichnete Affektionen, bedingt durch das Phänomen des Plötzlichen Kindstodes, das seit 1979 mit einem eigenen Code aus dieser ICD-Gruppe erfasst wird. Die Gewinnung weiterer Erkenntnisse zur Ätiologie sowie die Entwicklung von Strategien zur rechtzeitigen Erkennung bzw. Vermeidung des Plötzlichen Kindstodes bilden auch heute noch neben einer weiteren Minderung von Risiken in der Schwangerschaft, die eine spätere Untergewichtigkeit des Neugeborenen begünstigten, langfristig Ansatzpunkte für eine weitere Senkung der Säuglingssterbezahlen. Zu bedenken ist allerdings, dass als Grenzwert eine Sterbeziffer von 5 - 6 Todesfällen auf 1000 Lebendgeborene[56] genannt

---

[55] s. a. Bericht der Behörde für Arbeit, Gesundheit und Soziales der Freien und Hansestadt Hamburg, S. 95

[56] Proebsting, H., 1984, S. 24

wird. Diese Zahl war fast schon 1991 erreicht (6,7), wenn die unrettbar Fehlgebildeten und die Neugeborenen unter 1000 Gramm Geburtsgewicht berücksichtigt werden.

## 4.2 Mortalität bei Kindern und Jugendlichen im Überblick

Der Tod im Kindes- und Jugendlichenalter ist, mit anderen Altersgruppen verglichen, ein relativ seltenes Ereignis und übernimmt statistisch gesehen eine eher unbedeutende Rolle. Trotz dieser Tatsache handelt es sich um ein "vorzeitiges Sterben", das, wenn möglich, vermieden werden soll.

| Tab. 13: Altersstandardisierte Sterbeziffer zweier Altersgruppen (Angabe bezogen auf 100 000 Personen der gleichen Altersgruppe des Bezugsjahres 1987), BRD | | | | | |
|---|---|---|---|---|---|
| Altersgruppe | 1960 | 1970 | 1980 | 1985 | 1991 |
| 1 - < 15 Jahre | 67,6 | 61,0 | 38,8 | 26,2 | 22,8 |
| 5 - < 25 Jahre | 86,6 | 83,1 | 68,2 | 57,5 | 46,5 |

Die Entwicklungszahlen für die Bundesrepublik Deutschland belegen für den beobachteten Zeitraum seit 1960 eine kontinuierliche Reduzierung der Sterbezahlen. In der Altersklasse 1 - < 15 Jahre ist die altersstandardisierte Sterbeziffer von 67,6 im Jahre 1960 auf 22,8 zurückgegangen. Bei Bildung einer Altersklasse 5 - < 25 Jahre beträgt die altersstandardisierte Sterbeziffer für 1960 gleich 86,6 und für 1991 gleich 46,5.

| Tab. 14: Rohe Sterbeziffer der jeweiligen Altersgruppe (Angabe bezogen auf 100 000 Personen der gleichen Altersgruppe des jeweiligen Jahres), BRD | | | | | |
|---|---|---|---|---|---|
| Altersgruppe | 1960 | 1970 | 1980 | 1985 | 1991 |
| 1 - < 5 Jahre | 127,3 | 96,8 | 61,2 | 44,1 | 37,5 |
| 5 - < 15 Jahre | 43,7 | 46,7 | 29,9 | 21,8 | 16,9 |
| 15 - < 25 Jahre | 112,7 | 105,3 | 91,5 | 71,1 | 64,5 |

Auch in den rohen Sterbeziffern ist der Rückgang der Sterblichkeit in allen drei beobachteten Altersklassen sichtbar. Die größten Erfolge wurden dabei in der Altersklasse 1 - < 5 Jahre von 127,3 im Jahre 1960 auf 37,5 im letzten Berichtsjahr 1991 erzielt.

Auffällig ist die permanent höhere Sterblichkeit bei den männlichen Kindern und Jugendlichen im Vergleich zu ihren weiblichen Altersgenossen (s. a. Tab. 15 - 19 auf den folgenden Seiten).

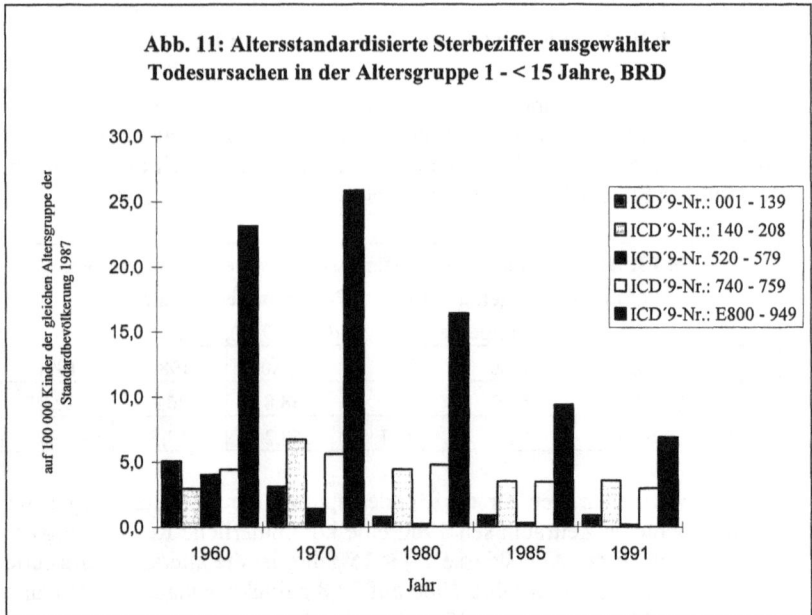

**Abb. 11: Altersstandardisierte Sterbeziffer ausgewählter Todesursachen in der Altersgruppe 1 - < 15 Jahre, BRD**

Legende:
- ICD'9-Nr.: 001 - 139
- ICD'9-Nr.: 140 - 208
- ICD'9-Nr. 520 - 579
- ICD'9-Nr.: 740 - 759
- ICD'9-Nr.: E800 - 949

y-Achse: auf 100 000 Kinder der gleichen Altersgruppe der Standardbevölkerung 1987

x-Achse: Jahr (1960, 1970, 1980, 1985, 1991)

Die häufigste Todesursachenklasse war über den gesamten Zeitraum die unter der ICD'9-Nr.: E800 - E949 zusammengefassten Unfälle.

Waren 1960 in der Altersklasse 1 - < 5 Jahre die Krankheiten der Atmungsorgane (ICD'9-Nr.: 460 - 519) noch die zweithäufigste Todesursache, so wurde sie in den folgenden Jahren von den angeborenen Missbildungen (ICD'9-Nr.: 740 - 759) abgelöst. In den Altersgruppen 5 - < 15 Jahre und 15 - < 25 Jahre sind neben den Unfällen die bösartigen Neubildungen von Bedeutung.

**Abb. 12: Altersstandardisierte Sterbeziffer ausgewählter Todesursachen in der Altersgruppe 5 - < 25 Jahre, BRD**

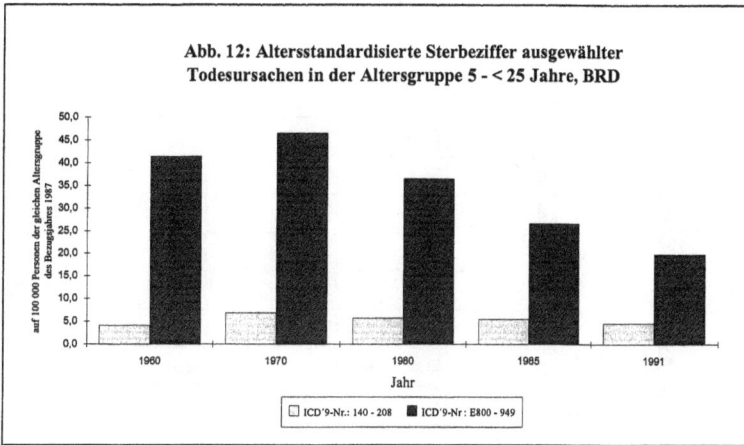

Auf den folgenden Seiten sind die absoluten, die relativen und die rohen sowie altersstandardisierten Sterbezahlen wichtiger Todesursachen seit 1960, zusammengefasst nach Diagnosegruppen, getrennt nach Altersgruppen sowie teilweise nach Geschlecht aufgeführt. Anschließend wird auf die Todesursachenklassen im einzelnen eingegangen.

# Tab. 15: Todesursachenstatistik: Anzahl der Sterbefälle nach Altersgruppen und Art der Todesursache, BRD

| Todesursache Diagnose (ICD-9-Nr.) | Altersgruppe: 1 < 5 Jahre | | | | | | | | | | | | | | | Altersgruppe: 5 - < 15 Jahre | | | | | | | | | | | | | | | |
|---|---|---|---|---|---|---|---|---|---|---|---|---|---|---|---|---|---|---|---|---|---|---|---|---|---|---|---|---|---|---|
| | 1960 | | | 1970 | | | 1980 | | | 1985 | | | 1991 | | | 1960 | | | 1970 | | | 1980 | | | 1985 | | | 1991 | | |
| | zus | m | w | zus | m | w | zus | m | w | zus | m | w | zus | m | w | zus | m | w | zus | m | w | zus | m | w | zus | m | w | zus | m | w |
| Infektiöse u. parasitäre Krankheiten (001-139) | 389 | 197 | 192 | 332 | 187 | 145 | 49 | 27 | 22 | 60 | 31 | 29 | 65 | 35 | 30 | 200 | 118 | 82 | 91 | 52 | 39 | 21 | 12 | 9 | 25 | 15 | 10 | 19 | 10 | 9 |
| bösartige Neubildungen (140-208) | 135 | 65 | 70 | 362 | 195 | 167 | 122 | 66 | 56 | 114 | 53 | 61 | 118 | 66 | 52 | 197 | 111 | 86 | 538 | 309 | 229 | 333 | 209 | 124 | 206 | 103 | 103 | 218 | 116 | 102 |
| Diabetes mellitus (250) | 17 | 8 | 9 | 11 | 8 | 3 | 1 | 0 | 1 | 1 | 1 | 0 | 1 | 0 | 1 | 21 | 10 | 11 | 12 | 4 | 8 | 0 | 0 | 0 | 1 | 1 | 0 | 4 | 1 | 3 |
| Krankheiten des Kreislaufsystems (390-459) | 52 | 29 | 23 | 43 | 24 | 19 | 5 | 1 | 4 | 26 | 8 | 18 | 51 | 26 | 25 | 77 | 43 | 34 | 78 | 46 | 32 | 27 | 15 | 12 | 57 | 36 | 21 | 57 | 28 | 29 |
| Krankheiten der Atmungsorgane (460-519) | 580 | 325 | 255 | 255 | 128 | 127 | 48 | 23 | 25 | 66 | 36 | 30 | 49 | 22 | 27 | 129 | 68 | 61 | 133 | 70 | 63 | 82 | 50 | 32 | 52 | 30 | 22 | 42 | 24 | 18 |
| Krankheiten der Verdauungsorgane (520-579) | 311 | 165 | 146 | 65 | 45 | 20 | 6 | 5 | 1 | 13 | 8 | 5 | 14 | 5 | 9 | 158 | 92 | 66 | 121 | 69 | 52 | 20 | 9 | 11 | 15 | 6 | 9 | 8 | 4 | 4 |
| Kongenitale Anomalien (740-759) | 335 | 180 | 155 | 468 | 237 | 231 | 260 | 138 | 122 | 213 | 104 | 109 | 206 | 108 | 98 | 178 | 94 | 84 | 290 | 155 | 135 | 183 | 108 | 75 | 112 | 55 | 57 | 86 | 41 | 45 |
| Unfälle (E800-949) | 1292 | 787 | 505 | 1263 | 756 | 507 | 528 | 312 | 216 | 318 | 186 | 132 | 296 | 191 | 105 | 1343 | 971 | 372 | 2193 | 1497 | 696 | 1128 | 753 | 375 | 535 | 338 | 197 | 355 | 233 | 122 |
| Sterbefälle insgesamt | 4422 | 2501 | 1921 | 3786 | 2156 | 1630 | 1448 | 801 | 647 | 1070 | 575 | 495 | 1077 | 608 | 469 | 3346 | 2114 | 1232 | 4393 | 2739 | 1654 | 2398 | 1507 | 891 | 1332 | 748 | 584 | 1092 | 642 | 450 |

**Tab. 16: Todesursachenstatistik: Anzahl der Sterbefälle in der Altersgruppe 15 - < 25 Jahre nach Art der Todesursache, BRD**

| Todesursache Diagnose (ICD'9-Nr.) | Jahr | | | | | | | | | | | | | | |
|---|---|---|---|---|---|---|---|---|---|---|---|---|---|---|---|
| | 1960 | | | 1970 | | | 1980 | | | 1985 | | | 1991 | | |
| | zus. | m | w | zus. | m | w | zus. | m | w | zus. | m | w | zus. | m | w |
| Infektiöse u. parasitäre Krankheiten (001-139) | 280 | 156 | 124 | 86 | 48 | 38 | 17 | 10 | 7 | 62 | 37 | 25 | 90 | 63 | 27 |
| bösartige Neubildungen (140-208) | 417 | 259 | 158 | 627 | 363 | 264 | 654 | 421 | 233 | 577 | 385 | 192 | 449 | 272 | 177 |
| Diabetes mellitus (250) | 39 | 22 | 17 | 35 | 24 | 11 | 35 | 16 | 19 | 13 | 5 | 8 | 19 | 10 | 9 |
| Krankheiten des Kreislaufsystems (390-459) | 298 | 182 | 116 | 254 | 160 | 94 | 125 | 70 | 55 | 276 | 176 | 100 | 260 | 161 | 99 |
| Krankheiten der Atmungsorgane (460-519) | 167 | 95 | 72 | 145 | 72 | 73 | 171 | 84 | 87 | 181 | 89 | 92 | 100 | 60 | 40 |
| Krankheiten der Verdauungsorgane (520-579) | 262 | 156 | 106 | 121 | 74 | 47 | 55 | 34 | 21 | 71 | 40 | 31 | 46 | 25 | 21 |
| Kongenitale Anomalien (740-759) | 149 | 80 | 69 | 129 | 78 | 51 | 130 | 82 | 48 | 111 | 65 | 46 | 95 | 52 | 43 |
| Unfälle (E800-949) | 4551 | 4042 | 509 | 5017 | 4134 | 883 | 4875 | 3976 | 899 | 3204 | 2554 | 650 | 2408 | 1912 | 496 |
| Sterbefälle insgesamt | 9150 | 6775 | 2375 | 8714 | 6467 | 2247 | 8881 | 6676 | 2205 | 6755 | 4980 | 1775 | 5417 | 4039 | 1378 |

## Tab. 17: Todesursachenstatistik: Prozentualer Anteil ausgewählter Todesursachen an der Gesamtmortalität der jeweiligen Altersgruppe und des jeweiligen Geschlechts, BRD

### Altersgruppe: 1 < 5 Jahre

| Todesursache Diagnose (ICD-9-Nr.) | 1960 | | | 1970 | | | 1980 | | | 1985 | | | 1991 | | |
|---|---|---|---|---|---|---|---|---|---|---|---|---|---|---|---|
| | zus | m | w | zus | m | w | zus | m | w | zus | m | w | zus | m | w |
| Infektiöse u. parasitäre Krankheiten (001-139) | 8,8 | 7,9 | 10,0 | 8,8 | 8,7 | 8,9 | 3,4 | 3,4 | 3,4 | 5,6 | 5,4 | 5,9 | 6,0 | 5,8 | 6,4 |
| bösartige Neubildungen (140-208) | 3,1 | 2,6 | 3,6 | 9,6 | 9,0 | 10,2 | 8,4 | 8,2 | 8,7 | 10,7 | 9,2 | 12,3 | 11,0 | 10,9 | 11,1 |
| Diabetes mellitus (250) | 0,4 | 0,3 | 0,5 | 0,3 | 0,4 | 0,2 | 0,1 | 0,0 | 0,2 | 0,1 | 0,2 | 0,0 | 0,1 | 0,0 | 0,2 |
| Krankheiten des Kreislaufsystems (390-459) | 1,2 | 1,2 | 1,2 | 1,1 | 1,1 | 1,2 | 0,3 | 0,1 | 0,6 | 2,4 | 1,4 | 3,6 | 4,7 | 4,3 | 5,3 |
| Krankheiten der Atmungsorgane (460-519) | 13,1 | 13,0 | 13,3 | 6,7 | 5,9 | 7,8 | 3,3 | 2,9 | 3,9 | 6,2 | 6,3 | 6,1 | 4,5 | 3,6 | 5,8 |
| Krankheiten der Verdauungsorgane (520-579) | 7,0 | 6,6 | 7,6 | 1,7 | 2,1 | 1,2 | 0,4 | 0,6 | 0,2 | 1,2 | 1,4 | 1,0 | 1,3 | 0,8 | 1,9 |
| Kongenitale Anomalien (740-759) | 7,6 | 7,2 | 8,1 | 12,4 | 11,0 | 14,2 | 18,0 | 17,2 | 18,9 | 19,9 | 18,1 | 22,0 | 19,1 | 17,8 | 20,9 |
| Unfälle (E800-949) | 29,2 | 31,5 | 26,3 | 33,4 | 35,1 | 31,1 | 36,5 | 39,0 | 33,4 | 29,7 | 32,3 | 26,7 | 27,5 | 31,4 | 22,4 |
| Anteil an den Sterbefällen insgesamt | 70,2 | 70,2 | 70,5 | 73,9 | 73,3 | 74,8 | 70,4 | 71,4 | 69,1 | 75,8 | 74,3 | 77,6 | 74,5 | 74,5 | 74,9 |

### Altersgruppe: 5 - <15 Jahre

| Todesursache Diagnose (ICD-9-Nr.) | 1960 | | | 1970 | | | 1980 | | | 1985 | | | 1991 | | |
|---|---|---|---|---|---|---|---|---|---|---|---|---|---|---|---|
| | zus | m | w | zus | m | w | zus | m | w | zus | m | w | zus | m | w. |
| Infektiöse u. parasitäre Krankheiten (001-139) | 6,0 | 5,6 | 6,7 | 2,1 | 1,9 | 2,4 | 0,9 | 0,8 | 1,0 | 1,9 | 2,0 | 1,7 | 1,7 | 1,6 | 2,0 |
| bösartige Neubildungen (140-208) | 5,9 | 5,3 | 7,0 | 12,2 | 11,3 | 13,8 | 13,9 | 13,9 | 13,9 | 15,5 | 13,8 | 17,6 | 20,0 | 18,1 | 22,7 |
| Diabetes mellitus (250) | 0,6 | 0,5 | 0,9 | 0,3 | 0,1 | 0,5 | 0,0 | 0,0 | 0,0 | 0,1 | 0,0 | 0,2 | 0,4 | 0,2 | 0,7 |
| Krankheiten des Kreislaufsystems (390-459) | 2,3 | 2,0 | 2,8 | 1,8 | 1,7 | 1,9 | 1,1 | 1,0 | 1,3 | 4,3 | 4,8 | 3,6 | 5,2 | 4,4 | 6,4 |
| Krankheiten der Atmungsorgane (460-519) | 3,9 | 3,2 | 5,0 | 3,0 | 2,6 | 3,8 | 3,4 | 3,3 | 3,6 | 3,9 | 4,0 | 3,8 | 3,8 | 3,7 | 4,0 |
| Krankheiten der Verdauungsorgane (520-579) | 4,7 | 4,4 | 5,4 | 2,8 | 2,5 | 3,1 | 0,8 | 0,6 | 1,2 | 1,1 | 0,8 | 1,5 | 0,7 | 0,6 | 0,9 |
| Kongenitale Anomalien (740-759) | 5,3 | 4,4 | 6,8 | 6,6 | 5,7 | 8,2 | 7,6 | 7,2 | 8,4 | 8,4 | 7,4 | 9,8 | 7,9 | 6,4 | 10,0 |
| Unfälle (E800-949) | 40,1 | 45,9 | 30,2 | 49,9 | 54,7 | 42,1 | 47,0 | 50,0 | 42,1 | 40,2 | 45,2 | 33,7 | 32,8 | 36,8 | 27,1 |
| Anteil an den Sterbefällen insgesamt | 68,8 | 71,3 | 64,6 | 78,7 | 80,4 | 75,8 | 74,8 | 76,7 | 71,6 | 75,3 | 77,9 | 71,9 | 72,5 | 71,7 | 73,8 |

## Tab. 18: Todesursachenstatistik: Prozentualer Anteil ausgewählter Todesursachen an der Gesamtmortalität der Altersgruppe 15 - <25 Jahre, BRD

| Todesursache Diagnose (ICD'9-Nr.) | Jahr | | | | | | | | | | | | | | |
|---|---|---|---|---|---|---|---|---|---|---|---|---|---|---|---|
| | 1960 | | | 1970 | | | 1980 | | | 1985 | | | 1991 | | |
| | zus. | m | w | zus. | m | w | zus. | m | w | zus. | m | w | zus. | m | w. |
| Infektiöse u. parasitäre Krankheiten (001-139) | 3,1 | 2,3 | 5,2 | 1,0 | 0,7 | 1,7 | 0,2 | 0,1 | 0,3 | 0,9 | 0,7 | 1,4 | 1,7 | 1,6 | 2,0 |
| bösartige Neubildungen (140-208) | 4,6 | 3,8 | 6,7 | 7,2 | 5,6 | 11,7 | 7,4 | 6,3 | 10,6 | 8,5 | 7,7 | 10,8 | 8,3 | 6,7 | 12,8 |
| Diabetes mellitus (250) | 0,4 | 0,3 | 0,7 | 0,4 | 0,4 | 0,5 | 0,4 | 0,2 | 0,9 | 0,2 | 0,1 | 0,5 | 0,4 | 0,2 | 0,7 |
| Krankheiten des Kreislaufsystems (390-459) | 3,3 | 2,7 | 4,9 | 2,9 | 2,5 | 4,2 | 1,4 | 1,0 | 2,5 | 4,1 | 3,5 | 5,6 | 4,8 | 4,0 | 7,2 |
| Krankheiten der Atmungsorgane (460-519) | 1,8 | 1,4 | 3,0 | 1,7 | 1,1 | 3,2 | 1,9 | 1,3 | 3,9 | 2,7 | 1,8 | 5,2 | 1,8 | 1,5 | 2,9 |
| Krankheiten der Verdauungsorgane (520-579) | 2,9 | 2,3 | 4,5 | 1,4 | 1,1 | 2,1 | 0,6 | 0,5 | 1,0 | 1,1 | 0,8 | 1,7 | 0,8 | 0,6 | 1,5 |
| Kongenitale Anomalien (740-759) | 1,6 | 1,2 | 2,9 | 1,5 | 1,2 | 2,3 | 1,5 | 1,2 | 2,2 | 1,6 | 1,3 | 2,6 | 1,8 | 1,3 | 3,1 |
| Unfälle (E800-949) | 49,7 | 59,7 | 21,4 | 57,6 | 63,9 | 39,3 | 54,9 | 59,6 | 40,8 | 47,4 | 51,3 | 36,6 | 44,5 | 47,3 | 36,0 |
| Anteil an den Sterbefällen insgesamt | 67,4 | 73,7 | 49,3 | 73,6 | 76,6 | 65,0 | 68,3 | 70,3 | 62,1 | 66,5 | 67,3 | 64,5 | 64,0 | 63,3 | 66,2 |

# Tab. 19: Todesursachenstatistik: Rohe Sterbeziffer ausgewählter Todesursachen der jeweiligen Altersgruppe, BRD (Angabe bezogen auf 100 000 Personen der gleichen Altersgruppe des jeweiligen Jahres)

| Todesursache Diagnose (ICD-9-Nr.) | Altersgruppe: 1 < 5 Jahre | | | | | Altersgruppe: 5 - < 15 Jahre | | | | | Altersgruppe: 15 - < 25 Jahre | | | | |
|---|---|---|---|---|---|---|---|---|---|---|---|---|---|---|---|
| | 1960 insges. | 1970 insges. | 1980 insges. | 1985 insges. | 1991 insges. | 1960 insges. | 1970 insges. | 1980 insges. | 1985 insges. | 1991 insges. | 1960 insges. | 1970 insges. | 1980 insges. | 1985 insges. | 1991 insges. |
| Infektiöse u. parasitäre Krankheiten (001-139) | 11,2 | 8,5 | 2,1 | 2,5 | 2,3 | 2,6 | 1,0 | 0,3 | 0,4 | 0,3 | 3,4 | 1,0 | 0,2 | 0,7 | 1,1 |
| bösartige Neubildungen (140-208) | 3,9 | 9,3 | 5,2 | 4,7 | 4,1 | 2,6 | 5,7 | 4,2 | 3,4 | 3,4 | 5,1 | 7,6 | 6,7 | 6,1 | 5,3 |
| Diabetes mellitus (250) | 0,5 | 0,3 | 0,0 | 0,0 | 0,0 | 0,3 | 0,1 | 0,0 | 0,0 | 0,1 | 0,5 | 0,4 | 0,4 | 0,1 | 0,2 |
| Krankheiten des Kreislaufsystems (390-459) | 1,5 | 1,1 | 0,2 | 1,1 | 1,8 | 1,0 | 0,8 | 0,3 | 0,9 | 0,9 | 3,7 | 3,1 | 1,3 | 2,9 | 3,1 |
| Krankheiten der Atmungsorgane (460-519) | 16,7 | 6,5 | 2,0 | 2,7 | 1,7 | 1,7 | 1,4 | 1,0 | 0,9 | 0,7 | 2,1 | 1,8 | 1,8 | 1,9 | 1,2 |
| Krankheiten der Verdauungsorgane (520-579) | 9,0 | 1,7 | 0,3 | 0,5 | 0,5 | 2,1 | 1,3 | 0,2 | 0,2 | 0,1 | 3,2 | 1,5 | 0,6 | 0,7 | 0,5 |
| Kongenitale Anomalien (740-759) | 9,6 | 12,0 | 11,0 | 8,8 | 7,2 | 2,3 | 3,1 | 2,3 | 1,8 | 1,3 | 1,8 | 1,6 | 1,3 | 1,2 | 1,1 |
| Unfälle (E800-949) | 37,2 | 32,3 | 22,3 | 13,1 | 10,3 | 17,6 | 23,3 | 14,1 | 8,8 | 5,5 | 56,0 | 60,6 | 50,2 | 33,7 | 28,7 |

## Tab. 20: Todesursachenstatistik: Altersstandardisierte Sterbeziffer ausgewählter Todesursachen der jeweiligen Altersgruppe, BRD
### (Angabe bezogen auf 100 000 Personen der gleichen Altersgruppe des Bezugsjahres 1987)

| Todesursache Diagnose (ICD'9-Nr.) | Altersgruppe: 1 - <15 Jahre | | | | | Altersgruppe: 5 - <25 Jahre | | | | |
|---|---|---|---|---|---|---|---|---|---|---|
| | 1960 insges.. | 1970 insges. | 1980 insges. | 1985 insges. | 1991 insges. | 1960 insges.. | 1970 insges. | 1980 insges. | 1985 insges. | 1991 insges. |
| Infektiöse u. parasitäre Krankheiten (001-139) | 5,1 | 3,1 | 0,8 | 0,9 | 0,9 | 3,1 | 1,0 | 0,2 | 0,6 | 0,8 |
| bösartige Neubildungen (140-208) | 2,9 | 6,7 | 4,4 | 3,5 | 3,6 | 4,2 | 6,9 | 5,8 | 5,5 | 4,6 |
| Diabetes mellitus (250) | 0,3 | 0,2 | 0,0 | 0,0 | 0,1 | 0,4 | 0,3 | 0,2 | 0,1 | 0,2 |
| Krankheiten des Kreislaufsystems (390-459) | 1,1 | 0,9 | 0,3 | 0,9 | 1,1 | 2,7 | 2,2 | 0,9 | 2,4 | 2,3 |
| Krankheiten der Atmungsorgane (460-519) | 6,0 | 2,9 | 1,3 | 1,3 | 1,0 | 1,9 | 1,6 | 1,5 | 1,6 | 1,0 |
| Krankheiten der Verdauungsorgane (520-579) | 4,0 | 1,4 | 0,3 | 0,3 | 0,2 | 2,8 | 1,4 | 0,4 | 0,6 | 0,4 |
| Kongenitale Anomalien (740-759) | 4,4 | 5,6 | 4,8 | 3,5 | 3,0 | 2,0 | 2,1 | 1,7 | 1,5 | 1,2 |
| Unfälle (E800-949) | 23,2 | 25,9 | 16,4 | 9,4 | 6,9 | 41,5 | 46,5 | 36,5 | 26,7 | 19,9 |

## 4.2.1 Infektiöse und parasitäre Krankheiten (ICD´9-Nr.: 001 - 139)

Die Todesursachenklasse "Infektiöse und parasitäre Krankheiten" umfasst sowohl spezifische Infektionskrankheiten (bspw. Tbc, Typhus abdominalis etc.) als auch Infektionskrankheiten im weiteren Sinne (z. B. Sepsis und Gastroenteritis). Andere wichtige, klassische Infektionskrankheiten sind in der ICD hingegen anderen Diagnosenklassen zugeordnet (z. B. Grippe oder Infektionen des Urogenitaltraktes). AIDS mit den ICD´9-Nr.: 042 - 044 fällt ebenfalls in diese Diagnosengruppe. Obwohl der ursächliche Zusammenhang vorhandener Infektionen bei Sterbefällen meistens eindeutig und unstrittig ist, sind die Häufigkeitsangaben in der Todesursachenstatistik vermutlich zu niedrig, bedingt durch die Praxis der Dokumentation, die bei mehreren Erkrankungen die Aufnahme des Grundleidens (häufig aus anderen Ursachenklassen) für die Todesursachenstatistik vorsieht[57].

Die altersstandardisierte Sterbeziffer zeigt in den Altersgruppen 1 - < 15 Jahre bzw. in der Zusammensetzung 5 - < 25 Jahre bis 1980 eine Abnahme der Todesfälle. (Altersgruppen: 1 - < 5 Jahre von 5,1 auf 0,8 und 5 - < 25 Jahre von 3,1 auf 0,2). Ab 1980 steigt die Sterbehäufigkeit dann wieder an, wobei der Anstieg in der Altersgruppe 5 - < 25 Jahre auf 0,8 im Jahre 1991 zunächst verwundert. 1991 wurden dabei insgesamt 109 infektionsbedingte Todesfälle in dieser Altersgruppe registriert. Wie aus der folgenden Tabelle zu entnehmen ist, wurden davon 37 Fälle mit der Todesursache AIDS diagnostiziert. Dies entspricht einem relativen Anteil von 33, 9 %. Im Jahre 1985 bspw. betrug der Anteil lediglich 4,6 %. Der Anstieg der Mortalitätsziffer kann somit zumindest teilweise über die AIDS-Sterblichkeit erklärt werden.

**Tab. 21: Todesursachenstatistik: Anzahl der Sterbefälle an AIDS in der jeweiligen Altersgruppe, BRD**

| Altersgruppe | Geschlecht | 1984 | 1985 | 1986 | 1987 | 1988 | 1989 | 1990 | 1991 |
|---|---|---|---|---|---|---|---|---|---|
| 1 - < 5 Jahre | weiblich | 0 | 0 | 0 | 1 | 0 | 0 | 3 | 3 |
| | männlich | 0 | 0 | 0 | 2 | 1 | 0 | 1 | 4 |
| 5 - < 15 Jahre | weiblich | 0 | 1 | 0 | 0 | 0 | 2 | 0 | 0 |
| | männlich | 0 | 0 | 0 | 3 | 1 | 3 | 1 | 0 |
| 15 - < 25 Jahre | weiblich | 0 | 1 | 3 | 8 | 4 | 3 | 9 | 7 |
| | männlich | 1 | 2 | 8 | 27 | 29 | 20 | 24 | 30 |

---

[57] vgl. Baier, W. K., 1993, S. 37

Ein ähnlicher Verlauf zeigt sich in der rohen Sterbeziffer mit ansteigenden Mortalitätszahlen für die Altersgruppe 15 - < 25 Jahre im Zeitraum von 1980 bis 1991. In den Altersgruppen 1 - < 5 Jahre und 5 - < 15 Jahre ist nach einem zwischenzeitlichen Anstieg im Jahre 1985 die rohe Sterbeziffer 1991 wieder gesunken. Relativ gesehen spielt die infektionsbedingte Mortalität nur eine Rolle in der Altersgruppe der Vorschulkinder. Hier betrug der prozentuale Anteil 1991 immerhin noch 6 % an der Gesamtsterblichkeit.

## 4.2.2 Bösartige Neubildungen (ICD´9-Nr.: 140 - 208)

Die altersstandardisierte Sterbeziffer der bösartigen Neubildungen ergibt für den beobachteten Zeitraum ein wenig einheitliches Bild. In der Alterszusammensetzung 1 - < 15 Jahre lag sie 1991 bei 3,6 (im Vergleich dazu 1960 bei 2,9) mit einer Spitze von 6,7 im Jahre 1970. Bei einer Alterszusammensetzung von 5 - < 25 Jahre ergibt sich ein ähnliches Bild mit einem Ausgangswert von 4,2 im Jahre 1960 und einem 91er Wert von 4,6. Im Jahre 1970 lag die altersstandardisierte Sterbeziffer in dieser Alterszusammensetzung bei 6,9. Auffällig ist der kontinuierlich ansteigende Verlauf des relativen Anteils an der Gesamtsterblichkeit in der Altersgruppe 5 - < 15 Jahre.

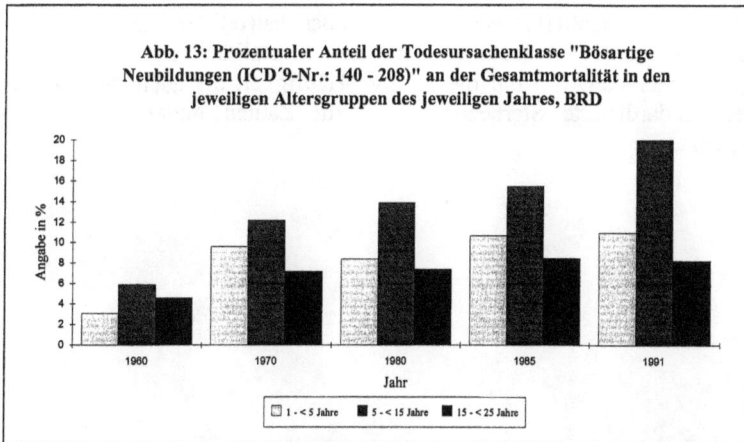

Abb. 13: Prozentualer Anteil der Todesursachenklasse "Bösartige Neubildungen (ICD´9-Nr.: 140 - 208)" an der Gesamtmortalität in den jeweiligen Altersgruppen des jeweiligen Jahres, BRD

Auch in der Altersklasse 1 - < 5 Jahre hat sich der prozentuale Anteil der Todesfälle an Krebserkrankungen seit 1960 stark erhöht von 3,1 % auf 11,0 %. Die wichtigste Krebserkrankung stellt in beiden Gruppen die bösartige Neubildung des lymphatischen und hämatopoetischen Gewebes dar (ICD´9-Nr.: 200 - 208).

Es gibt wenig wissenschaftlich begründete Aussagen über die Ursachen von Krebserkrankungen bei Kindern. Sowohl genetische als umweltbedingte Faktoren (bpsw. Strahlung, chemische Substanzen wie Nitrosamine, Passivrauchen vor und nach der Geburt) sind mögliche Einflussgrößen, die in unterschiedlicher Weise und Stärke die Entstehung bösartiger Tumoren begünstigen. Relevante, großregionale (Landkreis-Ebene) Unterschiede in Bezug auf Häufigkeiten von bösartigen Neubildungen konnten sowohl für die Gesamtheit aller malignen Tumoren als auch für einzelne Krebserkrankungen bisher nicht dokumentiert werden, wobei vereinzelt Cluster auf Gemeindeebene gefunden wurden[58].

### 4.2.3 Diabetes mellitus (ICD´9-Nr.: 250)

Beim Diabetes mellitus herrscht eine besondere Problematik in Bezug auf eine Todesursachenauswertung vor. Todesursachenauswertungen auf multikausaler Grundlage haben nämlich ergeben, dass der Diabetes nur sehr selten als Grundleiden (ca. 11 %), aber sehr oft als Begleitkrankheit (ca. 86 %) auf dem Totenschein eingetragen wird. Diese Zahlen lassen vermuten, dass der Diabetes mellitus in der amtlichen unikausalen Todesursachenstatistik mit einer zu geringen Häufigkeit repräsentiert ist[59].

Mit den dokumentierten Häufigkeitsangaben hat(te) der Diabetes mellitus praktisch keine Bedeutung für die Mortalität im Kindes- und Jugendlichenalter. Sowohl die relative Häufigkeit als auch die rohe und altersstandardisierte Sterbeziffer sind auf Zahlen hinter dem Komma begrenzt.

---

[58] s. Antwort der Bundesregierung auf die Große Anfrage: Kindergesundheit und Umweltbelastungen, 1993, S. 12
[59] vgl. Wiesner, G., 1993, S. 83

55

## 4.2.4 Krankheiten des Kreislaufsystems (ICD´9-Nr.: 390 - 459)

Die in dieser Diagnosengruppe zusammengefassten Krankheiten zeigen als Todesursache in den Altersklassen bis < 25 Jahre einen recht eigenartigen Verlauf. In allen Altersgruppen sind im Berichtsjahr 1980 niedrigere Häufigkeitszahlen als in den Jahren zuvor bzw. nach 1980 aufgeführt. Da es für dieses Phänomen keine plausible Erklärung gibt, kann man davon ausgehen, dass in diesem Fall methodische Probleme durch die Umstellung der ICD im Jahr zuvor, die Häufigkeitsangaben beeinflusst haben. Bei relativ geringen Fallzahlen können sich Gewöhnungsprobleme an eine neue Diagnosen-Systematik sehr schnell in den statistischen Verhältniszahlen auswirken.

Im Jahre 1991 wurden in allen beobachteten Altersklassen die bisher höchsten relativen Anteile an der Gesamtmortalität dieser Altersgruppen dokumentiert (1 - < 5 Jahre = 4,7 %, 5 - < 15 Jahre = 5,2 % und 15 - < 25 Jahre = 4,8 %). Bleibt abzuwarten, inwieweit sich diese Tendenz in den nächsten Jahren fortsetzt.

## 4.2.5 Krankheiten der Atmungsorgane (ICD´9-Nr.: 460 - 519)

Unter den Krankheiten der Atmungsorgane werden eine Reihe unterschiedlicher Diagnosen (z. B.: Pneumonie, Grippe, Bronchitis, Emphysem, Asthma) zusammengefasst. Krebserkrankungen und Tuberkulose sind dabei anderen ICD-Stellen zugeordnet.

Die altersstandardisierte Sterbeziffer zeigt besonders bei Kindern im Alter von 1 - < 15 Jahren einen deutlichen Rückgang von 6,0 im Jahr 1960 auf 1,0 in 1991. Bei der rohen Sterbeziffer wird die Reduzierung aber noch eindrucksvoller aufgezeigt. In der Klasse der 1 - < 5jährigen Kinder konnte sie von 16,7 auf 1,7 gesenkt werden. Maßgeblichen Anteil an dieser Entwicklung hat hier, wie beim Verlauf im Säuglingsalter auch, die Herabsetzung der Sterblichkeit bei der Pneumonie. Waren Atemwegserkrankungen 1960 noch die zweithäufigste Todesursache bei Kindern von 1 - < 5 Jahren (13,1 %), so war ihr Anteil 1991 auf 4,5 % gesunken.

## 4.2.6 Krankheiten der Verdauungsorgane (ICD´9-Nr.: 520 - 579)

Verglichen mit anderen Todesursachengruppen tragen die Krankheiten der Verdauungsorgane (z. B. Ulcuserkrankungen, Appendizitis, Ileus oder auch Lebererkrankungen) wenig zum Mortalitätsgeschehen im Kindes- und Jugendalter bei. In der Altersklasse 1 - < 5 Jahre betrug der Anteil 1991 noch 1,3 %, in der folgenden Altersklasse von 5 - < 15 Jahren 0,7 % und in der Klasse von   15 - < 25 Jahre 0,8 %. Die altersstandardisierte und die rohe Sterbeziffer geben in den zusammengefassten Altersklassen diese positive Entwicklung wieder.

## 4.2.7 Kongenitale Anomalien ( ICD´9-Nr.: 740 - 759)

Die angeborenen Missbildungen spielen als Todesursache vor allem im Vorschulalter (1991 = 19,1 % der Todesfälle bei 1 - < 5jährigen Kindern) und bei den 5 - < 15jährigen Kindern (immerhin mit 7,9 % die dritthäufigste Todesursache 1991) eine Rolle. Die in den absoluten Sterbefällen kontinuierliche Abnahme dieser Todesursache in der Altersgruppe 1 - < 5 Jahre seit 1970 wird auch in der rohen und altersstandardisierten Sterbeziffer (Altersklasse 1 - < 15 Jahre) ausgedrückt. Der Anteil dieser Abnahme entspricht aber nicht der Reduzierung der Gesamtmortalität in dieser Altersklasse, so dass ein Anstieg der relativen Häufigkeiten im betrachteten Zeitraum die Folge ist. Die Bedeutung der kongenitalen Fehlbildungen als Todesursache in der Gruppe der 15 - < 25jährigen Jugendlichen hat sich dagegen seit 1960 fast nicht verändert. Der relative Anteil am Mortalitätsgeschehen beider Geschlechter zusammen bewegt sich immer zwischen 1,5 % und 1,8 %, was den Schluss zulässt, dass Kinder mit angeborenen, lebensbedrohlichen Fehlbildungen diese Lebensphase nur zu einem kleinen Prozentsatz erreichen bzw. erreicht haben.

## 4.2.8 Unfälle (ICD'9-Nr.: E800 - E949)

Die hier gemeinten Unfälle sind die Verletzungen und Vergiftungen, die zusätzlich mit dem E-Code der ICD'9 verschlüsselt werden. Sie stellen die Hauptursache für Todesfälle bei Kindern und Jugendlichen. In der Gruppe der 1 - < 15jährigen Kinder betrug die altersstandardisierte Sterbeziffer 1960 23,2. Bis 1991 konnte sie auf 6,9 gesenkt werden. Bei Betrachtung der Altersklasse 5 - < 25 Jahre hat es ebenfalls enorme Fortschritte gegeben, aber mit 19,9 liegt die altersstandardisierte Sterbeziffer 1991 (im Vergleich dazu betrug sie 1960 41,5) immer noch sehr viel höher als bei anderen Diagnosegruppen. Beim Vergleich der rohen Sterbeziffern fällt auf, dass in allen betrachteten Altersklassen die unfallbedingte Sterblichkeit reduziert werden konnte. Mit 28,7 lag sie 1991 in der Gruppe der 15 - < 25jährigen Personen noch am höchsten. Die Bedeutung der Unfallsterblichkeit an der Gesamtmortalität in den jeweiligen Altersgruppen ist der nachfolgenden Abbildung zu entnehmen. Hier zeigt der Verlauf in allen Altersklassen ein ähnliches Bild. Die relative Bedeutung nimmt in den 3 betrachteten Altersklassen seit 1980 wieder langsam ab.

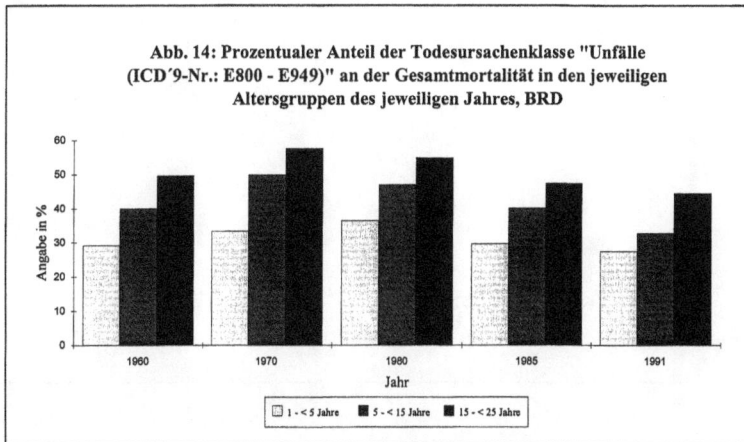

Abb. 14: Prozentualer Anteil der Todesursachenklasse "Unfälle (ICD'9-Nr.: E800 - E949)" an der Gesamtmortalität in den jeweiligen Altersgruppen des jeweiligen Jahres, BRD

Nach Art der Unfallursache haben die Kraftfahrzeugverkehrsunfälle innerhalb dieser Diagnosengruppe das größte Gewicht. Die Abbildung auf der folgenden Seite zeigt die absoluten Häufigkeiten von KFZ-bedingten Unfalltodesfällen. Für den beobachteten Zeitraum sind erste Erfolge im Kampf gegen den Unfalltod zu verzeichnen. Erschreckend sind nach wie vor die hohen Unfalltoten bei den 15 - < 25jährigen Personen und hier vor allem bei den männlichen Verkehrsteilnehmern.

**Abb. 15: Absolute Häufigkeit der Mortalität durch Kraftfahrzeugunfälle**

**(ICD´9-Nr.: E810 - E819) in den jeweiligen Altersgruppen, BRD**

### Altersgruppe: 1 - < 5 Jahre

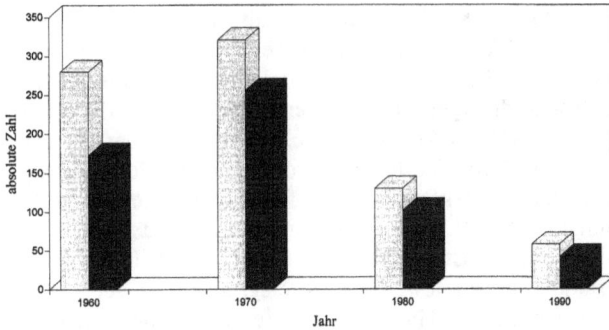

### Altersgruppe: 5 - < 15 Jahre

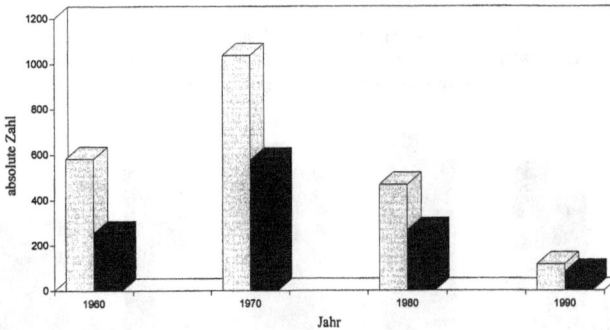

**Altersgruppe 15 - < 25 Jahre**

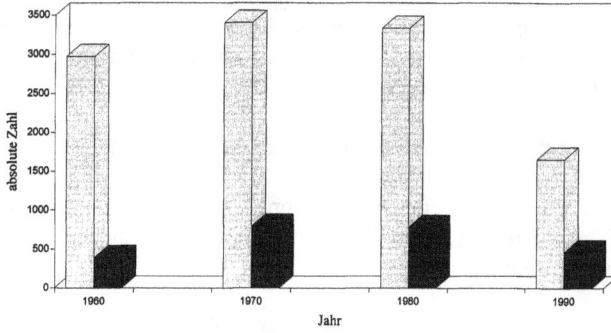

**Altersgruppe 15 - < 25 Jahre**

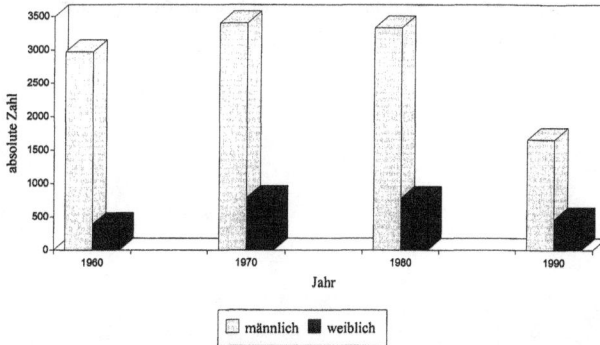

□ männlich ■ weiblich

### 4.2.9 Zusammenfassende Bewertung der Kinder- und Jugendlichensterblichkeit

Die unter den vorangegangenen Punkten dargestellte Entwicklung des Sterbegeschehens bei Kindern und Jugendlichen im Zeitraum 1960 bis 191 ist durch folgende Trends charakterisiert:

- Senkung der Gesamtmortalität in allen Altersklassen,

- besondere Erfolge in der Altersgruppe 1 - < 5 Jahre durch Senkung der Todesfälle verursacht durch Infektionen, Krankheiten der Atmungsorgane und Unfälle,

- Senkung der Unfallsterblichkeit in der Altersklasse der 5 - < 15jährigen und einem Zuwachs der relativen Bedeutung der bösartigen Neubildungen als Todesursache von 5,9 % im Jahre 1960 auf 20, 0 % im letzten Berichtsjahr,

- einem hohen Anteil der männlichen Verkehrstoten an der Gesamt-Altersgruppenmortalität.

# 5    Morbidität

Bei der Darstellung zum Morbiditätsgeschehen bei Kindern und Jugendlichen wurde nach der Datenquelle unterschieden. Zunächst wird die Entwicklung wichtiger, meldepflichtiger Krankheiten, wie sie zentral beim Statistischen Bundesamt registriert werden, beschrieben, bevor auf die Häufigkeitsangaben aus den Mikrozensusbefragungen eingegangen wird.

## 5.1    Erkrankungen an meldepflichtigen Krankheiten und ihre zusammenfassende Bewertung

Das Bundes-Seuchengesetz vom 18.07.1961, in Kraft seit dem 01.01.1962, sah erstmals vor, dass Personen, die an bestimmten übertragbaren Krankheiten leiden, dem Gesundheitsamt, das für den Aufenthaltsort des Erkrankten zuständig ist, gemeldet werden mussten. Bei bestimmten, besonders gefährlichen Infektionskrankheiten, galt die Anzeigepflicht schon in Verdachtsfällen (z. B. Cholera, Gelbfieber, Pest, Pocken etc.). Das 4. Änderungsgesetz zum Bundes-Seuchengesetz vom 18.12.1979, in Kraft ab dem 01.01.1980, beinhaltete dann die Ausdehnung der Meldepflicht in Verdachts- und Erkrankungsfällen auf weitere (angeborene) übertragbare Krankheiten, sowie eine Änderung bei anderen Krankheitsfällen (z. B. Scharlach), wo nicht mehr die Erkrankung meldepflichtig ist, sondern nur noch die Todesfälle an dieser Erkrankung.

Bei den nachfolgenden Häufigkeitsziffern muss bedacht werden, dass die Meldungen der Neuerkrankungen nur eingeschränkt als den tatsächlichen Gegebenheiten entsprechend angesehen werden können. Dieser Umstand ist bedingt durch unterschiedliche Schwierigkeiten, u. a. auch bei der Erfassung der Daten[60]. Aber auch unter der Annahme, dass nicht alle vorkommenden Erkrankungsfälle bei den amtlichen Angaben berücksichtigt wurden, lässt sich aus den vorhandenen Daten ein epidemiologischer Verlauf erkennen. Eine Interpretation der nachfolgend dargestellten Verläufe ausgewählter meldepflichtiger Krankheiten setzt voraus, dass alle die Erkrankungshäufigkeit beeinflussenden Faktoren mit berücksichtigt werden. Im Falle der Angaben bei der Meningokokken-Meningitis und der Hepatitis lassen sich beispielsweise vorübergehende Anstiege der Erkrankungszahlen teilweise auch durch verbesserte Möglichkeiten der Diagnostik erklären. Bei der Auswahl der dargestellten Krankheiten wurden

---

[60] s. a. Bundesministerium für Jugend, Familie, Frauen und Gesundheit: Daten des Gesundheitswesens. Ausgabe 1989, Band 159, S. 99

62

in erster Linie die Erkrankungshäufigkeiten und eine möglichst lückenlose Dokumentation in den amtlichen Statistiken als Selektionskriterium zugrunde gelegt.

Von den meldepflichtigen Krankheiten sind die unter dem Begriff der Enteritis infectiosa zusammengefassten Darmerkrankungen, die mit der weitaus höchsten Inzidenz. Die Zahlen in der nachfolgenden Tabelle zeigen den Verlauf mit dem erheblichen Anstieg der Erkrankungszahlen in allen beobachteten Altersklassen.

| Tab. 22: Anzahl der Erkrankungen an Enteritis infectiosa in den jeweiligen Altersgruppen, BRD | | | | | | | | |
|---|---|---|---|---|---|---|---|---|
| (Inzidenz: Angabe auf 100 000 Personen gleichen Alters des jeweiligen Jahres) | | | | | | | | |
| | < 1 Jahr | | 1 - < 5 Jahre | | 5 - < 15 Jahre | | 15 - < 25 Jahre | |
| Jahr | Anzahl | Inzidenz | Anzahl | Inzidenz | Anzahl | Inzidenz | Anzahl | Inzidenz |
| 1975 | 1469 | 250 | 6323 | 225 | 5377 | 56 | 4502 | 50 |
| 1980 | 2661 | 431 | 12782 | 540 | 7163 | 89 | 7182 | 74 |
| 1985* | 4400 | 753 | 13402 | 552 | 5836 | 95 | 5949 | 63 |
| 1990 | 9189 | 1259 | 29211 | 1063 | 17236 | 273 | 1428 | 169 |

* ohne Hessen

Inwieweit hierbei ein verändertes Konsum- und Ernährungsverhalten eine Rolle spielt, lässt sich nicht eindeutig belegen.

Auf den nächsten Seiten folgen nun die absoluten Erkrankungszahlen wichtiger, ausgewählter, meldepflichtiger Krankheiten in tabellarischer Darstellung.

## Tab. 23: Erkrankungen an ausgewählten meldepflichtigen übertragbaren Krankheiten in der Altersgruppe: Säuglinge unter 1 Jahr

| Jahr | Tuberkulose | Poliomyelitis | Diphtherie | Meningokokken-Meningitis | Hepatitis infectiosa |
|---|---|---|---|---|---|
| 1965 | - | 3 | 6 | 237 | 81 |
| 1970 | 87 | 2 | 0 | 312 | 35 |
| 1975 | - | 1 | 0 | 196 | 66 |
| 1980 | 35 | 1 | 0 | 195 | 103 |
| 1985 | 32 | 0 | 0 | 139 | 53 |
| 1990 | 15 | 1 | 1 | 107 | 51 |

*vor 1965 keine Angaben mit entsprechender Gliederung

## Tab. 24: Erkrankungen an ausgewählten meldepflichtigen übertragbaren Krankheiten in der Altersgruppe: 1 - < 5 Jahre

| Jahr | Tuberkulose | Poliomyelitis | Diphtherie | Meningokokken-Meningitis | Hepatitis infectiosa |
|---|---|---|---|---|---|
| 1965 | - | 22 | 47 | 411 | 1403 |
| 1970 | 1224 | 6 | 6 | 710 | 1029 |
| 1975 | 681 | 14 | 0 | 465 | 723 |
| 1980 | 748 | 2 | 1 | 359 | 1583 |
| 1985 | 295 | 0 | 0 | 219 | 960 |
| 1990 | 150 | 1 | 1 | 161 | 520 |

*vor 1965 keine Angaben mit entsprechender Gliederung

Tab. 25: Erkrankungen an ausgewählten meldepflichtigen übertragbaren Krankheiten in der Altersgruppe: 5 - < 15 Jahre (Geschlechtskrankheiten 10 - < 15 Jahre)

| Jahr | Tuberkulose | Poliomyelitis | Diphtherie | Meningokokken-Meningitis | Hepatitis infectiosa | Geschlechts-krankheiten* |
|---|---|---|---|---|---|---|
| 1965 | - | 12 | 90 | 231 | 5693 | - |
| 1970 | 3849 | 5 | 19 | 413 | 5636 | 85 |
| 1975 | 1777 | 7 | 16 | 413 | 2244 | 110 |
| 1980 | 1158 | 0 | 4 | 271 | 3316 | 220 |
| 1985 | 529 | 0 | 1 | 119 | 2949 | 21 |
| 1990 | 244 | 0 | 0 | 77 | 1618 | 1 |

Anmerkung: vor 1965 keine Angaben mit entsprechender Gliederung
*bei Geschlechtskrankh. vor 1970 keine Angaben mit Gliederung
Geschlechtskrankheiten = Syphilis, Tripper, Weicher Schanker, Venerische Lymphknotenentzündung

Tab. 26: Erkrankungen an ausgewählten meldepflichtigen übertragbaren Krankheiten in der Altersgruppe: 15 - < 25 Jahre

| Jahr | Tuberkulose | Poliomyelitis | Diphtherie | Meningokokken-Meningitis | Hepatitis infectiosa | Geschlechts-krankheiten* |
|---|---|---|---|---|---|---|
| 1965 | - | 2 | 62 | 83 | 2836 | - |
| 1970 | 6666 | 0 | 12 | 153 | 4195 | 17374* |
| 1975 | 4865 | 1 | 7 | 113 | 4755 | 29267 |
| 1980 | 3572 | 2 | 1 | 125 | 4346 | 23338 |
| 1985 | 1712 | 0 | 1 | 89 | 3017 | 14632 |
| 1990 | 1017 | 0 | 0 | 79 | 1835 | 2432 |

Anmerkung: vor 1965 keine Angaben mit entsprechender Gliederung
* bei Geschlechtskrankh. vor 1970 keine Angaben mit Gliederung / 1970 nur 2. Halbjahr
Geschlechtskrankheiten = Syphilis, Tripper, Weicher Schanker, Venerische Lymphknotenentzündung

Von den sogenannten klassischen Kinderkrankheiten werden die Kinderlähmung und die Diphtherie gemäß Bundesseuchengesetz erfasst.

Nach Einführung der Polioschluckimpfung im Jahre 1962 ist die Kinderlähmung eine eher seltene Erkrankung geworden. Während im Jahre 1960 **insgesamt** noch 4198 Erkrankungen gemeldet wurden, ist die Erkrankungshäufigkeit seitdem drastisch zurückgegangen. In der Altersgruppe unter 1 Jahr gab es seit 1965 insgesamt nur 8 Fälle. In der folgenden Altersklasse wurden im Jahre 1975 noch einmal 14 Fälle gemeldet. Seither ist aber die Erkrankungshäufigkeit bei den 1 bis 5-jährigen Kindern sowie bei den 5 bis 25-Jährigen, bedingt durch einen hohen Durchimpfungsgrad der Bevölkerung[61], sehr gering (1990 wurden insgesamt nur 2 Erkrankungsfälle gemeldet: 1 aus der Altersgruppe < 1 Jahr, 1 aus der Altersgruppe 1 - < 5 Jahre).

Ähnlich, wenn auch nicht ganz so krass, stellt sich die epidemiologische Entwicklung bei der Diphtherie dar. Der Ausgangswert im Jahre 1960 betrug **insgesamt** 1965 gemeldete Krankheitsfälle. Mit einem riesigen Sprung auf nur noch 307 Fälle im Jahre 1965, ging die Krankheitshäufigkeit kontinuierlich bis 1990 immer weiter zurück (nur noch 2 Fälle: 1 aus der Altersgruppe < 1 Jahr, 1 aus der Altersgruppe 1 - < 5 Jahre). Eine hohe Durchimpfungsrate der Bevölkerung hat auch bei der Diphtherie das Infektionsrisiko sehr stark reduziert[62].

Bei der Tuberkulose bietet sich ein ähnlich positives Bild. Der wichtigste Indikator für eine Anwendung der BCG-Impfung bei Neugeborenen stellt die Rate der jährlichen Infektionen und ihr Trend dar. Die Entwicklung der Inzidenz in der Bundesrepublik Deutschland seit 1970 in den jeweiligen Altersgruppen dokumentiert eindrucksvoll den erheblichen Rücklauf (s. Abb. 16 - 19). Somit ist seit einigen Jahren die Situation erreicht, dass das Tuberkulose-Infektionsrisiko eine generelle BCG-Impfung unter Abwägung der möglichen Nebenwirkungen und des voraussichtlichen Nutzens nicht mehr rechtfertigt. Im Vergleich mit Impfstoffen gegen andere Krankheiten ist die Nebenwirkungsrate (Komplikationsrate liegt nach Auskunft des

---

[61] vgl. Antwort der Bundesregierung auf die Große Anfrage: Kindergesundheit und Umweltbelastungen, 1993, S. 6

[62] Wie übrigens in den meisten westeuropäischen Indutrieländern auch. Hingegen sind der WHO aus der UDSSR und jetzt Rußland und einigen Staaten der GUS vermehrt Diphterie-Fälle gemeldet worden (1990 = 1731), die auf niedrige Impfraten bei Kindern und nicht ausreichendem Immunschutz bei Erwachsenen zurückgeführt werden.

Herstellers [Behringwerke AG Marburg] bei 0,3 %) des BCG-Impfstoffes unverhältnismäßig hoch[63].

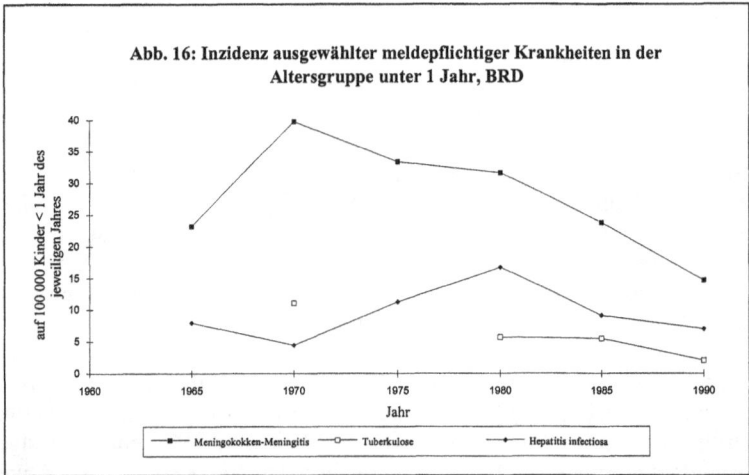

Abb. 16: Inzidenz ausgewählter meldepflichtiger Krankheiten in der Altersgruppe unter 1 Jahr, BRD

Allerdings muss erwähnt werden, dass die Ausbreitung von HIV, die weitere Verelendung in der 3. Welt sowie Versorgungsengpässe für Medikamente nunmehr auch vermehrt in ehemals sozialistischen Staaten Osteuropas und der früheren Sowjetunion und nicht zuletzt auch das vermehrte Auftreten Arzneimittel-resistenter Stämme die weltweite Tuberkulose-Situation Anfang der neunziger Jahre wieder verschlechtert haben (ca. 3 Millionen Todesfälle jährlich)[64] und die WHO deshalb einen globalen Tuberkulose-Notstand ausgerufen hat.

Die epidemiologischen Daten zur Meningokokken-Meningitis zeigen für das letzte Jahrzehnt im Beobachtungszeitraum ebenfalls einen erfreulichen Rücklauf in den beobachteten Altersstufen. Die Spitzen in den Jahren 1970 und 1975 sind zumindest teilweise, wie eingangs schon erwähnt, durch neue diagnostische Möglichkeiten erklärt. Die wesentlich höheren Inzidenzraten bei den Säuglingen im Vergleich zu den anderen beobachteten Altersklassen (vgl. Abb. 16 - 19), können durch eine nicht ausreichende Antikörperbildung gegen die Polisaccharide der Kapselantigene der Meningokokken erklärt werden, die eine Impfung bei Kindern unter einem halben Jahr weitgehend erfolglos sein ließ[65].

---

67

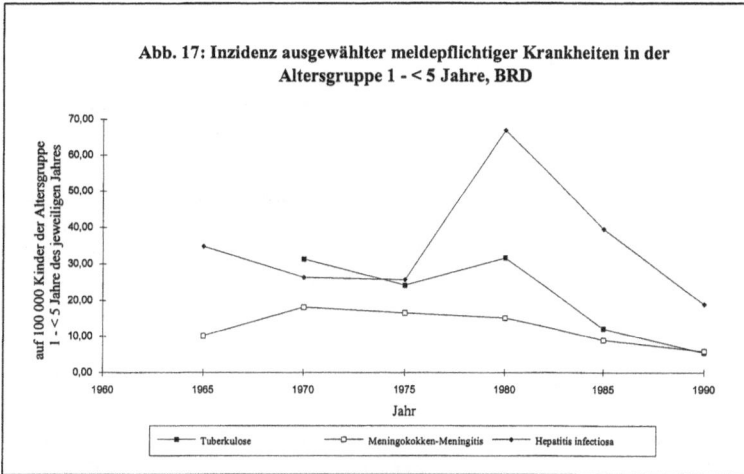

Abb. 17: Inzidenz ausgewählter meldepflichtiger Krankheiten in der Altersgruppe 1 - < 5 Jahre, BRD

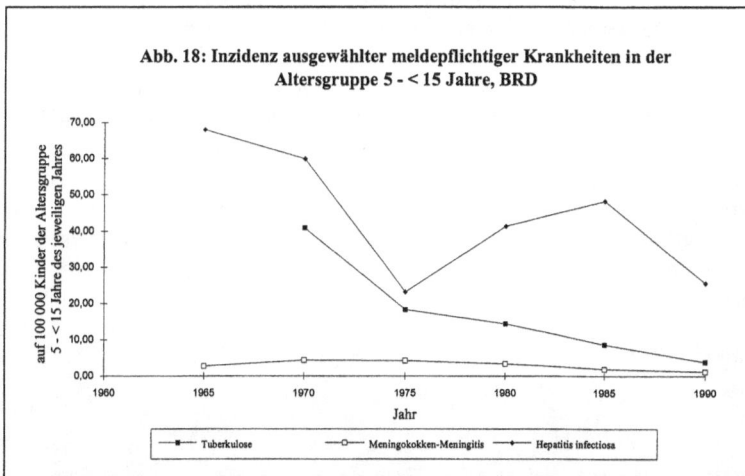

Abb. 18: Inzidenz ausgewählter meldepflichtiger Krankheiten in der Altersgruppe 5 - < 15 Jahre, BRD

Die gemeldeten Fälle zu den infektiösen Lebererkrankungen sind ebenfalls in allen Altersgruppen bis < 25 Jahre rückläufig. Dies gilt sowohl für Hepatitis A und B als auch für die übrigen Formen. Trotz dieser Rückläufigkeit gehörten die Hepatitiden zahlenmäßig noch zu den häufigsten Infektionskrankheiten.

Ein besonderes Risiko besteht für Neugeborene, deren Mütter während der Schwangerschaft an Hepatitis B erkrankt sind oder die während der Entbindung Hepatitis-B-Virus Träger sind. Die Möglichkeit einer perinatalen Infektion liegt zwischen 10 und 85 %. Das Risiko einer chronischen Infektion bei perinatal infizierten Kindern ist mit 90 % sehr hoch[66].

Das Gesetz zur Änderung des Gesetzes zur Bekämpfung der Geschlechtskrankheiten vom 25.08.1969, geändert durch Artikel 11 des 2. Statistikbereinigungsgesetzes vom 19.12.1986, fordert(e) eine Bundesstatistik über die ansteckungsfähigen Erkrankungen an Geschlechtskrankheiten, für die der behandelnde Arzt neben der Art der Erkrankung auch das Geburtsjahr und das Geschlecht des Erkrankten zu melden hat. Diese Bundesstatistik wurde zum 01.07.1970 eingeführt (bitte bei der Abb. 19 beachten). Aus den Tabellen 25 und 26 und grafisch dargestellt in der Abb. 19 ist die Erkrankungshäufigkeit sowohl in der Altersgruppe 10 < 15 Jahre (seit 1980) als auch in der Altersgruppe 15 - < 25 Jahre (seit Führung der Bundesstatistik kontinuierlich) stark rückläufig. Der manches Mal behauptete Anstieg der Geschlechtskrankheiten ist durch diese amtlichen Daten eindeutig widerlegt. Diese positive Entwicklung der Inzidenz wurde über eine Präventionsstrategie erreicht, die sich im wesentlichen stützt auf eine möglichst frühzeitige Diagnosestellung, einer guten Therapierbarkeit der klassischen Geschlechtskrankheiten und einer nach § 13 des Gesetzes zur Bekämpfung der Geschlechtskrankheiten vorgeschriebenen Suche nach der wahrscheinlichen Ansteckungsquelle und weiterer Personen, auf die der Erkrankte die Krankheit übertragen haben könnte[67]. Verhaltensänderungen im Sexualleben im Zusammenhang mit AIDS haben auch die Inzidenz der Geschlechtskrankheiten beeinflusst[68]. Es wäre aber sicher falsch, den hohen Rückgang der Erkrankungszahlen in der Bevölkerungsgruppe 15 - < 25 Jahre ausschließlich über sexuelle Verhaltensmodifikationen zu erklären. Wie Studien in den USA nachgewiesen haben, fanden Verhaltensänderungen hauptsächlich bei besonders gut informierten und motivierten Gruppen der Bevölkerung statt[69].

---

[66] vgl. Quast, U., 1993, S. 57 - 65
[67] s. a. Leidel, J., 1993, S. 356
[68] s. a. Leidel, J., 1993, S. 358 ff
[69] vgl. Leidel, J., 1993, S. 358 und Becker, M. H., 1988, S. 395 ff

69

Abb. 19: Inzidenz ausgewählter meldepflichtiger Krankheiten in der
Altersgruppe 15 - < 25 Jahre, BRD

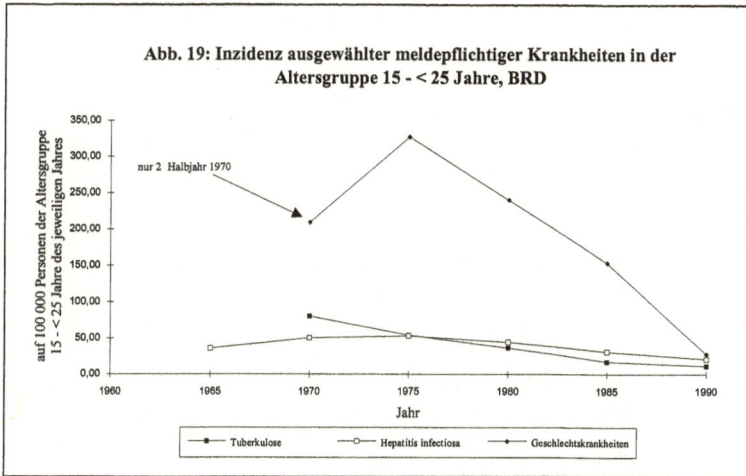

Ein Vergleich der hier vorgestellten Zahlen zum Verlauf einzelner
Infektionskrankheiten ergibt ein positives Bild über die Entwicklung.
Kurative und präventive Medizin gleichermaßen haben diese Entwicklung
ermöglicht. In erster Linie ist dieser Erfolg der modernen
Impfstoffentwicklung, der Verfügbarkeit von Antibiotika und erster viraler
Therapeutika sowie einer verbesserten individuellen Hygiene und
umfassenden seuchenhygienischen Maßnahmen zu verdanken. An die Stelle
einer vorübergehenden Sorglosigkeit als Folge dieser positiven
Entwicklung ist spätestens seit dem Auftreten von AIDS wieder eine
vermehrte Aufmerksamkeit gegenüber Infektionskrankheiten getreten.
Übermäßiger Einsatz von Antibiotika oder moderne klinische
Therapieverfahren mit Zytostatika oder die Unterdrückung der normalen
immunologischen Abwehr im Rahmen anderer Behandlungskonzepte,
ließen zudem am Ende des Berichtszeitraums opportunistische und
neuartige Infektionen auftreten lassen. Im Rahmen dieser Problematik wäre
sicherlich auch die Frage interessant gewesen, ob die Etablierung eines
Überwachungssystems, ähnlich dem *Epidemic Intelligence Service* der
*Centers of Disease Control* sinnvoll gewesen wäre.

**5.2 Erhebung in Bezug auf Alter und Art der Erkrankung im Rahmen des Mikrozensus**

Datenmaterial zu bestehenden Erkrankungen und Unfallverletzungen ohne Angabe der Krankheitsart aus den Mikrozenus-Befragungen liegen in 5- bzw. 10-Jahres-Altersgruppen vor (s. a. Tab. 27 auf der nächsten Seite).

Häufigkeitsangaben zum Krankheitsgeschehen nach Art der Erkrankung existieren überhaupt nur, wie schon erwähnt, bis einschließlich 1982. Die Übersichten mit den Krankheitsklassen weisen dabei nur eine recht grobe Altersgruppeneinteilung auf. Die Altersklassen, in der Kinder und Jugendliche erfasst werden und die deshalb in diese Dokumentation einfließen, sind die Klassen bis < 15 Jahre und 15 - < 40 Jahre. Bei der Darstellung der Häufigkeitsentwicklung nach Krankheitsgruppen habe ich die Einteilung in dieser Form übernommen, um die Datensicherheit nicht durch mögliche Umrechnungen zu gefährden.

Anmerkung: Geringfügige Abweichungen bei den Häufigkeitsangaben in den Tabellen 27 und 28 sind durch Rundungsverfahren zu erklären!

**5.3 Morbidität bei Kindern und Jugendlichen im Überblick**

Aus der Tabelle 27 sind die absoluten Zahlen über Kranke und Unfallverletzte in den jeweiligen Befragungsjahren zu ersehen. Die Absolutzahlen dokumentieren dabei zu allen Erhebungsterminen höhere Erkrankungszahlen bei den weiblichen Kindern und Jugendlichen in der Altersgruppe von 15 - < 25 Jahre im Vergleich zu den gleichaltrigen männlichen Personen. In den anderen Altersgruppierungen ist es gerade umgekehrt, mit Ausnahme der Altersklasse 5 - < 15 Jahre bei der Erhebung im Jahre 1974. Bei den Angaben zu Unfallverletzungen sind die absoluten Häufigkeiten in allen dargestellten Erhebungen und in allen Altersklassen bei den männlichen Kindern und Jugendlichen höher als bei ihren weiblichen Altersgenossen.

Die sich aus diesen Zahlen ergebenden Morbiditätsziffern sind auf den folgenden Seiten dargestellt und beschrieben.

71

## Tab. 27: Mikrozensus: Wohnbevölkerung, Kranke und Unfallverletzte nach Altersgruppen, BRD (Angabe in 1000)

| Monat u. Jahr der Erhebung | Alter in Jahren | Wohnbevölkerung insgesamt | | | Kranke | | | Unfallverletzte | | |
|---|---|---|---|---|---|---|---|---|---|---|
| | | insges. | männl. | weibl. | insges. | männl. | weibl. | insges. | männl. | weibl. |
| April | unter 5 | 3532 | 1795 | 1737 | 425 | 222 | 203 | 21 | 11 | 10 |
| 1974 | 5 - < 15 | 10130 | 5197 | 4933 | 842 | 418 | 424 | 88 | 54 | 34 |
| | 15 - < 25 | 8493 | 4365 | 4128 | 612 | 266 | 346 | 107 | 82 | 25 |
| April | unter 5 | 2874 | 1476 | 1398 | 310 | 157 | 153 | 11 | 6 | 5 |
| 1978 | 5 - < 15 | 9185 | 4686 | 4499 | 655 | 334 | 321 | 65 | 38 | 27 |
| | 15 - < 25 | 9122 | 4694 | 4428 | 618 | 279 | 339 | 102 | 76 | 26 |
| April | unter 5 | 2870 | 1478 | 1392 | 315 | 165 | 150 | 14 | 8 | 6 |
| 1982 | 5 - < 15 | 7478 | 3848 | 3630 | 544 | 285 | 259 | 60 | 35 | 25 |
| | 15 - < 25 | 10043 | 5183 | 4860 | 618 | 294 | 324 | 125 | 90 | 35 |
| April | unter 5 | 3173 | 1624 | 1549 | 249 | 136 | 113 | 12 | x | x |
| 1989 | 5 - < 15 | 5983 | 3098 | 2885 | 299 | 163 | 136 | 49 | 29 | 20 |
| | 15 - < 25 | 8824 | 4535 | 4289 | 411 | 181 | 230 | 132 | 92 | 40 |

Zeichenerklärung:
x = Nachweis erfolgt nicht, da die Zahl der Fälle so gering ist, dass der relative Standardfehler über 20 % liegt
Anmerkung:
für 1966 liegt keine Gliederung nach Altersgruppen zusammengefasst vor; in der Aufstellung nach Krankheitsgruppen sind 797 Fälle unter 15 Jahre (= 12,5 % der Gesamt-Kranken oder -Unfallverletzten) aufgeführt (keine Unterscheidung zwischen Kranken und Unfallverletzten)!

Die altersstandardisierte Prävalenz von Krankheiten und Unfällen in der Bevölkerungsgruppe < 25 Jahre zeigt im Zeitraum von 1974 bis 1989 eine stetige Abnahme der Morbiditätszahlen und einen leichten Anstieg der Unfallverletzten.

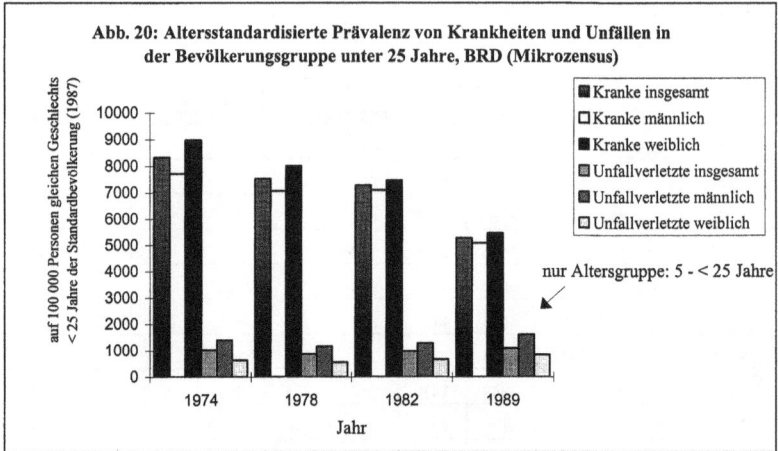

Abb. 20: Altersstandardisierte Prävalenz von Krankheiten und Unfällen in der Bevölkerungsgruppe unter 25 Jahre, BRD (Mikrozensus)

Dabei sind in allen ausgewerteten Jahrgängen die weiblichen Kinder und Jugendlichen bei den Erkrankten stärker vertreten als ihre männlichen Vergleichspersonen. Diese führen wiederum durchweg bei den Unfallangaben. In den Abbildungen 21 bis 23 sind die Prävalenzen in den drei untersuchten Altersklassen dargestellt.

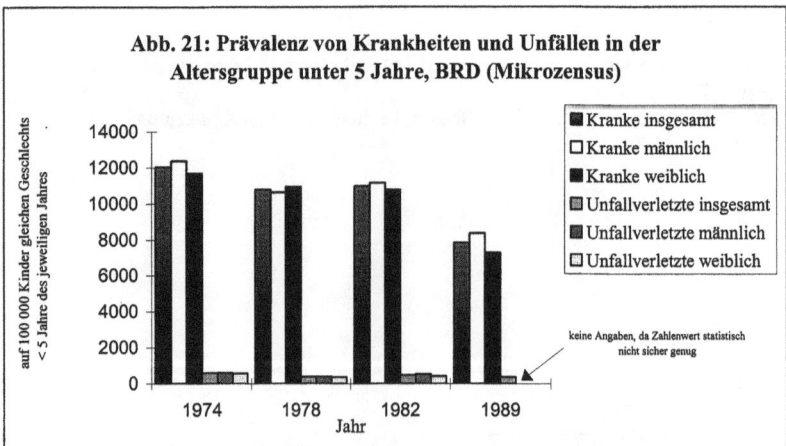

Abb. 21: Prävalenz von Krankheiten und Unfällen in der Altersgruppe unter 5 Jahre, BRD (Mikrozensus)

73

In der Altersklasse der < 5 Jahre alten Kinder gibt es ebenso wie in der Gruppe der 5 - < 15jährigen Kinder kaum bzw. nur geringe Unterschiede zwischen den Geschlechtern. In beiden Altersklassen sind die Krankheitszahlen rückläufig, wobei sie im Zeitraum von 1978 bis 1982 fast unverändert geblieben sind.

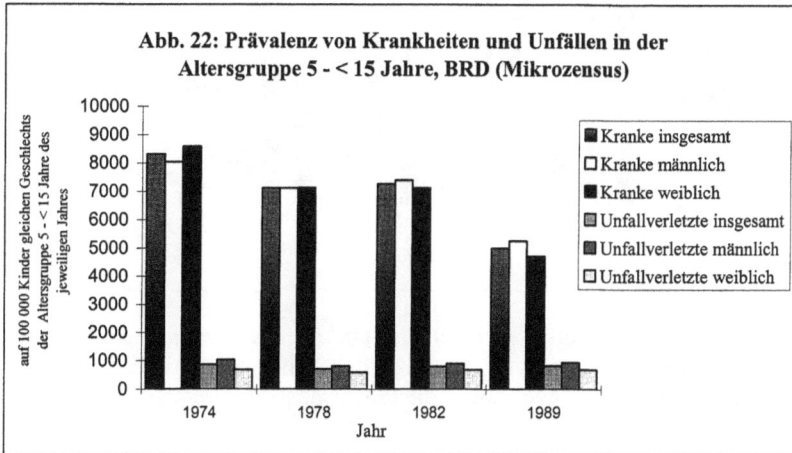

**Abb. 22: Prävalenz von Krankheiten und Unfällen in der Altersgruppe 5 - < 15 Jahre, BRD (Mikrozensus)**

In der Altersklasse der < 5jährigen Kinder sind die absoluten Zahlen der Unfallverletzten seit 1978 mehr oder weniger stabil (s. a. Tab. 27). Im Verhältnis zur gleichaltrigen Bevölkerung bedeutet dies, dass nach einem geringen Anstieg im Jahre 1982 die Prävalenz der Unfallverletzten 1989 wieder geringfügig gesunken war. In der Altersklasse der 5 - < 15Jährigen konnte die Prävalenz von Unfallverletzungen seit 1982 hingegen nicht reduziert werden.

Erfreulich ist auch die Abnahme der Krankheitshäufigkeit in der Altersgruppe der 15 - < 25jährigen Personen. Auffällig ist hier die durchweg höhere Krankheitsprävalenz bei den weiblichen Altersklassenmitgliedern (vgl. absolute Häufigkeiten). Bei den Unfallverletzten hat sich die Prävalenz seit 1978 wieder erhöht. Wie in den Altersgruppen zuvor auch, sind in dieser Altersklasse die männlichen Personen ebenfalls öfter von Unfallverletzungen betroffen als die weiblichen Jugendlichen.

74

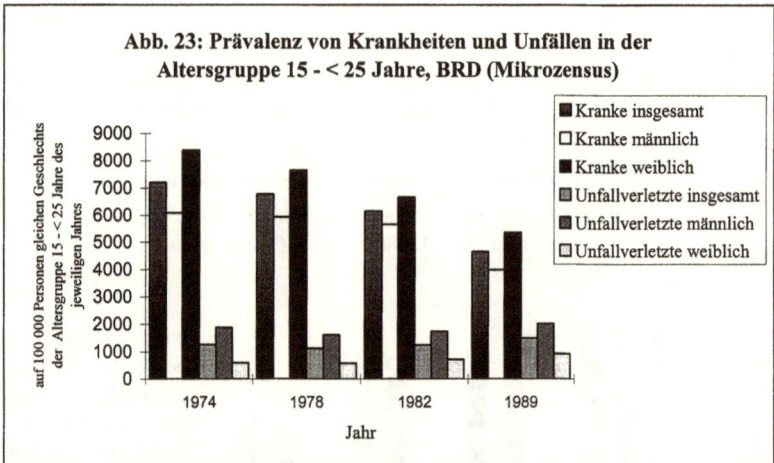

Abb. 23: Prävalenz von Krankheiten und Unfällen in der Altersgruppe 15 - < 25 Jahre, BRD (Mikrozensus)

Bevor auf die Häufigkeitsentwicklung einzelner Krankheitsgruppen näher eingegangen wird, sind auf den folgenden Seiten zunächst die absoluten und relativen Häufigkeiten sowie die Prävalenz nach Altersgruppen und Art der Krankheit dargestellt.

## Tab. 28: Mikrozensus: Anzahl der Kranken nach Altersgruppen und Art der Krankheit, BRD (Angabe in 1000)

**Altersgruppe: < 15 Jahre** — Monat und Jahr der Erhebung

| Art der Krankheit | April 1966 zus. | m | w | April 1974 zus. | m | w | April 1978 zus. | m | w | April 1982 zus. | m | w | April 1989 | m | w. |
|---|---|---|---|---|---|---|---|---|---|---|---|---|---|---|---|
| Infektiöse u. parasitäre Krankheiten | 203 | 109 | 94 | 266 | 134 | 132 | 206 | 104 | 102 | 160 | 82 | 78 | | 1989 | |
| bösartige und gutartige Neubildungen | x | x | x | x | x | x | x | x | x | x | x | x | | | |
| Ernährungs- und Stoffwechselkrankh. | x | x | x | 10 | 5 | 5 | 11 | 6 | 5 | 12 | 6 | 6 | | wurde | |
| Geistige u. seelische Störungen | x | x | x | 11 | 5 | 6 | 23 | 11 | 12 | 16 | 9 | 7 | | die | |
| Augen- und Ohrenkrankheiten | 36 | 20 | 16 | 45 | 24 | 21 | 43 | 22 | 21 | 36 | 20 | 16 | | Art | |
| Krankheiten des Kreislaufsystems | x | x | x | 18 | 10 | 8 | 16 | 7 | 9 | 13 | 7 | 6 | | der | |
| Krankh. der Atmungsorgane | 399 | 209 | 190 | 738 | 373 | 365 | 500 | 254 | 246 | 501 | 265 | 236 | | Krankheit | |
| Krankh. der Verdauungsorgane | 52 | 31 | 21 | 83 | 41 | 42 | 54 | 30 | 24 | 44 | 23 | 21 | | nicht | |
| Krankh. der Harn- und Geschlechtsorgane | x | x | x | 18 | 8 | 10 | 11 | 5 | 6 | 13 | 5 | 8 | | mehr | |
| Hautkrankheiten | 13 | / | / | 22 | 11 | 11 | 21 | 11 | 10 | 20 | 11 | 9 | | erfragt! | |
| Krankheiten des Skeletts, der Muskeln | 13 | / | / | 19 | 10 | 9 | 18 | 8 | 10 | 12 | 5 | 7 | | | |
| sonstige Krankheiten | 17 | / | / | 51 | 27 | 24 | 59 | 31 | 28 | 31 | 15 | 16 | | | |
| Summe | 733 | 369 | 321 | 1281 | 648 | 633 | 962 | 489 | 473 | 858 | 448 | 410 | 548 | 299 | 249 |

**Altersgruppe: 15 - < 40 Jahre**

| Art der Krankheit | April 1966 zus. | m | w | April 1974 zus. | m | w | April 1978 zus. | m | w | April 1982 zus. | m | w | April 1989 zus. | m | w |
|---|---|---|---|---|---|---|---|---|---|---|---|---|---|---|---|
| Infektiöse u. parasitäre Krankheiten | 18 | 8 | 10 | 63 | 34 | 29 | 63 | 32 | 31 | 57 | 28 | 29 | | 1989 | |
| bösartige und gutartige Neubildungen | x | x | x | 12 | 4 | 8 | 12 | 4 | 8 | 12 | 6 | 6 | | | |
| Ernährungs- und Stoffwechselkrankh. | 23 | 8 | 15 | 45 | 20 | 25 | 44 | 18 | 26 | 55 | 23 | 32 | | wurde | |
| Geistige u. seelische Störungen | 20 | 10 | 10 | 106 | 45 | 61 | 132 | 63 | 69 | 121 | 61 | 60 | | die | |
| Augen- und Ohrenkrankheiten | 21 | 11 | 10 | 31 | 16 | 15 | 37 | 21 | 16 | 41 | 23 | 18 | | Art | |
| Krankheiten des Kreislaufsystems | 123 | 40 | 83 | 154 | 60 | 94 | 160 | 64 | 96 | 108 | 42 | 66 | | der | |
| Krankh. der Atmungsorgane | 477 | 227 | 250 | 768 | 357 | 411 | 640 | 293 | 347 | 658 | 308 | 350 | | Krankheit | |
| Krankh. der Verdauungsorgane | 173 | 99 | 74 | 271 | 156 | 115 | 206 | 114 | 92 | 172 | 89 | 83 | | nicht | |
| Krankh. der Harn- und Geschlechtsorgane | 42 | 16 | 26 | 125 | 24 | 101 | 100 | 18 | 82 | 81 | 18 | 63 | | mehr | |
| Hautkrankheiten | 26 | 15 | 11 | 48 | 27 | 21 | 45 | 25 | 20 | 49 | 25 | 24 | | erfragt! | |
| Krankheiten des Skeletts, der Muskeln | 100 | 55 | 45 | 197 | 116 | 81 | 194 | 112 | 82 | 220 | 130 | 90 | | | |
| sonstige Krankheiten | 51 | 22 | 29 | 89 | 45 | 44 | 130 | 64 | 66 | 51 | 23 | 28 | | | |
| Summe | 1074 | 511 | 563 | 1909 | 904 | 1005 | 1763 | 828 | 935 | 1625 | 776 | 849 | 1278 | 594 | 684 |

Zeichenerklärung:
x = Nachweis erfolgt nicht, da die Zahl der Fälle so gering ist, dass der relative Standardfehler über 20 % liegt
/ = kein geschlechtsbezogener Nachweis vorhanden

## Tab. 29: Mikrozensus: Prozentualer Anteil erfragter Krankheiten an der Gesamtmorbidität der jeweiligen Altersgruppe und des jeweiligen Geschlechts, BRD

**Altersgruppe: < 15 Jahre**

Monat und Jahr der Erhebung

| Art der Krankheit | April 1966 | | | April 1974 | | | April 1978 | | | April 1982 | | | April 1989 |
|---|---|---|---|---|---|---|---|---|---|---|---|---|---|
| | zus | m | w | zus | m | w | zus | m | w | zus | m | w | |
| Infektiöse u. parasitäre Krankheiten | 27,7 | 29,5 | 29,3 | 20,8 | 20,7 | 20,9 | 21,4 | 21,3 | 21,6 | 18,6 | 18,3 | 19,0 | 1989 |
| bösartige und gutartige Neubildungen | x | x | x | x | x | x | x | x | x | x | x | x | |
| Ernährungs- und Stoffwechselkrankh. | x | x | x | 0,8 | 0,8 | 0,8 | 1,1 | 1,2 | 1,1 | 1,4 | 1,3 | 1,5 | wurde |
| Geistige u. seelische Störungen | x | x | x | 0,9 | 0,8 | 0,9 | 2,4 | 2,2 | 2,5 | 1,9 | 2,0 | 1,7 | die |
| Augen- und Ohrenkrankheiten | 4,9 | 5,4 | 5,0 | 3,5 | 3,7 | 3,3 | 4,5 | 4,5 | 4,4 | 4,2 | 4,5 | 3,9 | Art |
| Krankheiten des Kreislaufsystems | x | x | x | 1,4 | 1,5 | 1,3 | 1,7 | 1,4 | 1,9 | 1,5 | 1,6 | 1,5 | der |
| Krankh. der Atmungsorgane | 54,4 | 56,6 | 59,2 | 57,6 | 57,6 | 57,7 | 52,0 | 51,9 | 52,0 | 58,4 | 59,2 | 57,6 | Krankheit |
| Krankh. der Verdauungsorgane | 7,1 | 8,4 | 6,5 | 6,5 | 6,3 | 6,6 | 5,6 | 6,1 | 5,1 | 5,1 | 5,1 | 5,1 | nicht |
| Krankh. der Harn- und Geschlechtsorgane | x | x | x | 1,4 | 1,2 | 1,6 | 1,1 | 1,0 | 1,3 | 1,5 | 1,1 | 2,0 | mehr |
| Hautkrankheiten | 1,8 | x | x | 1,7 | 1,7 | 1,7 | 2,2 | 2,2 | 2,1 | 2,3 | 2,5 | 2,2 | erfragt! |
| Krankheiten des Skeletts, der Muskeln | 1,8 | x | x | 1,5 | 1,5 | 1,4 | 1,9 | 1,6 | 2,1 | 1,4 | 1,1 | 1,7 | |
| sonstige Krankheiten | 2,3 | x | x | 4,0 | 4,2 | 3,8 | 6,1 | 6,3 | 5,9 | 3,6 | 3,3 | 3,9 | |

**Altersgruppe: 15 - < 40 Jahre**

Monat und Jahr der Erhebung

| Art der Krankheit | April 1966 | | | April 1974 | | | April 1978 | | | April 1982 | | | April 1989 |
|---|---|---|---|---|---|---|---|---|---|---|---|---|---|
| | zus | m | w | zus | m | w | zus | m | w | zus | m | w | |
| Infektiöse u. parasitäre Krankheiten | 1,7 | 1,6 | 1,8 | 3,3 | 3,8 | 2,9 | 3,6 | 3,9 | 3,3 | 3,5 | 3,6 | 3,4 | 1989 |
| bösartige und gutartige Neubildungen | x | x | x | 0,6 | 0,4 | 0,8 | 0,7 | 0,5 | 0,9 | 0,7 | 0,8 | 0,7 | |
| Ernährungs- und Stoffwechselkrankh. | 2,1 | 1,6 | 2,7 | 2,4 | 2,2 | 2,5 | 2,5 | 2,2 | 2,8 | 3,4 | 3,0 | 3,8 | wurde |
| Geistige u. seelische Störungen | 1,9 | 2,0 | 1,8 | 5,6 | 5,0 | 6,1 | 7,5 | 7,6 | 7,4 | 7,4 | 7,9 | 7,1 | die |
| Augen- und Ohrenkrankheiten | 2,0 | 2,2 | 1,8 | 1,6 | 1,8 | 1,5 | 2,1 | 2,5 | 1,7 | 2,5 | 3,0 | 2,1 | Art |
| Krankheiten des Kreislaufsystems | 11,5 | 7,8 | 14,7 | 8,1 | 6,6 | 9,4 | 9,1 | 7,7 | 10,3 | 6,6 | 5,4 | 7,8 | der |
| Krankh. der Atmungsorgane | 44,4 | 44,4 | 44,4 | 40,9 | 39,5 | 40,9 | 36,3 | 35,4 | 37,1 | 40,5 | 39,7 | 41,2 | Krankheit |
| Krankh. der Verdauungsorgane | 16,1 | 19,4 | 13,1 | 14,2 | 17,3 | 11,4 | 11,7 | 13,8 | 9,8 | 10,6 | 11,5 | 9,8 | nicht |
| Krankh. der Harn- und Geschlechtsorgane | 3,9 | 3,1 | 4,6 | 6,5 | 2,7 | 10,0 | 5,7 | 2,2 | 8,8 | 5,0 | 2,3 | 7,4 | mehr |
| Hautkrankheiten | 2,4 | 2,9 | 2,0 | 2,5 | 3,0 | 2,1 | 2,6 | 3,0 | 2,1 | 3,0 | 3,2 | 2,8 | erfragt! |
| Krankheiten des Skeletts, der Muskeln | 9,3 | 10,8 | 8,0 | 10,3 | 12,8 | 8,1 | 11,0 | 13,5 | 8,8 | 13,5 | 16,8 | 10,6 | |
| sonstige Krankheiten | 4,7 | 4,3 | 5,2 | 4,7 | 5,0 | 4,4 | 7,4 | 7,7 | 7,1 | 3,1 | 3,0 | 3,3 | |

Zeichenerklärung:

x = Nachweis erfolgt nicht, da die Zahl der Fälle so gering ist, dass der relative Standardfehler über 20 % liegt

/ = kein geschlechtsbezogener Nachweis vorhanden

/ = kein geschlechtsbezogener Nachweis vorhanden

## Tab. 30: Mikrozensus: Prävalenz erfragter Krankheiten nach Altersgruppen, BRD
### (Angabe bezogen auf 100 000 Personen gleichen Geschlechts und gleicher Altersgruppe des jeweiligen Jahres)

Monat und Jahr der Erhebung

| Art der Krankheit | Altersgruppe: < 15 Jahre | | | | | | | | | | | | | | | Altersgruppe: 15 - < 40 Jahre | | | | | | | | | | | | | | |
|---|---|---|---|---|---|---|---|---|---|---|---|---|---|---|---|---|---|---|---|---|---|---|---|---|---|---|---|---|---|---|
| | April 1966 | | | April 1974 | | | April 1978 | | | April 1982 | | | April 1989 | | | April 1966 | | | April 1974 | | | April 1978 | | | April 1982 | | | April 1989 | | |
| | zus. | m | w | zus. | m | w | zus. | m | w | zus. | m | w | zus. | m | w | zus. | m | w | zus. | m | w | zus. | m | w | zus. | m | w | zus. | m | w |
| Infektiöse u. parasitäre Krankheiten | 153 (0) | 159 (0) | 147 (0) | 194 (7) | 191 (6) | 197 (9) | 170 (8) | 168 (8) | 173 (0) | 154 (6) | 154 (0) | 155 (3) | | | | 90 | 79 | 101 | 290 | 303 | 277 | 291 | 289 | 292 | 260 | 249 | 270 | | | |
| bösartige und gutartige Neubildungen | x | x | x | x | x | x | x | x | x | x | x | x | 1989 | | | x | x | x | 55 | 36 | 76 | 55 | 36 | 75 | 55 | 53 | 56 | 1989 | | |
| Ernährungs- und Stoffwechselkrankh. | x | x | x | 73 (2) | 71 (5) | 75 | 91 (2) | 97 (4) | 84 (8) | 116 | 113 | 119 | wurde | | | 115 | 79 | 152 | 207 | 178 | 239 | 203 | 163 | 245 | 250 | 205 | 298 | wurde | | |
| Geistige u. seelische Störungen | x | x | x | 80 (5) | 71 | 90 (5) | 191 | 179 | 203 | 155 | 169 | 139 | die | | | 100 | 99 | 101 | 489 | 401 | 583 | 609 | 569 | 650 | 551 | 543 | 559 | die | | |
| Augen- und Ohrenkrankheiten | 271 | 292 | 250 | 329 | 343 | 315 | 357 | 357 | 356 | 348 | 376 | 319 | Art | | | 105 | 109 | 101 | 143 | 142 | 143 | 171 | 190 | 151 | 187 | 205 | 168 | Art | | |
| Krankheiten des Kreislaufsystems | x | x | x | 132 | 143 | 120 | 133 | 114 | 153 | 126 | 131 | 119 | der | | | 616 | 397 | 840 | 710 | 534 | 898 | 738 | 578 | 904 | 492 | 374 | 615 | der | | |
| Krankh. der Atmungsorgane | 300 (7) | 304 (9) | 297 (2) | 540 (1) | 533 (4) | 547 (2) | 414 (7) | 412 (3) | 417 (2) | 484 (2) | 497 (6) | 469 (9) | Krankheit | | | 239 (0) | 225 (0) | 253 (0) | 353 (9) | 317 (8) | 392 (8) | 295 (5) | 264 (7) | 326 | 299 (6) | 274 | 326 (2) | Krankheit | | |
| Krankh. der Verdauungsorgane | 392 | 452 | 328 | 607 | 586 | 630 | 448 | 487 | 407 | 425 | 432 | 418 | nicht | | | 867 | 981 | 749 | 124 (9) | 138 (9) | 109 (9) | 950 (0) | 103 (0) | 867 (0) | 783 | 792 | 774 | nicht | | |
| Krankh. der Harn- und Geschlechtsorgane | x | x | x | 132 | 114 | 150 | 91 (2) | 81 (2) | 102 | 126 | 93 (9) | 159 (9) | mehr | | | 210 | 159 | 263 | 576 | 214 | 965 | 461 | 163 | 772 | 369 | 160 | 587 | mehr | | |
| Hautkrankheiten | 98 | / | / | 161 | 157 | 165 | 174 | 179 | 170 | 193 | 179 | 207 | erfragt! | | | 130 | 149 | 111 | 221 | 240 | 201 | 208 | 226 | 188 | 223 | 223 | 224 | erfragt! | | |
| Krankheiten des Skeletts, der Muskeln | 98 | / | / | 139 | 143 | 135 | 149 | 130 | 170 | 116 | 130 | 139 | | | | 501 | 545 | 455 | 908 | 103 (2) | 774 | 895 | 101 | 772 | 100 (2) | 115 (7) | 839 | | | |
| sonstige Krankheiten | 128 | / | / | 373 | 386 | 360 | 489 | 503 | 475 | 300 | 282 | 319 | | | | 256 | 218 | 293 | 410 | 401 | 421 | 599 | 578 | 622 | 232 | 205 | 261 | | | |
| Summe | 552 (5) | 538 (3) | 502 | 937 | 926 (6) | 949 (0) | 797 (8) | 793 (7) | 802 (1) | 829 (1) | 841 (2) | 816 (4) | 598 (5) | 633 (2) | 561 (5) | 538 (1) | 506 (5) | 569 (8) | 879 (8) | 804 (6) | 960 (5) | 813 (0) | 748 (0) | 880 (8) | 739 (8) | 690 (7) | 791 (3) | 562 (0) | 511 (8) | 614 (2) |

Zeichenerklärung:
x = Nachweis erfolgt nicht, da die Zahl der Fälle so gering ist, dass der relative Standardfehler über 20 % liegt
/ = kein geschlechtsbezogener Nachweis vorhanden

78

## 5.4 Morbidität bei Kindern und Jugendlichen nach den häufigsten Krankheitsarten

Bei Betrachtung der relativen Anteile der erfragten Erkrankungen fallen bei den < 15jährigen Kindern vor allem die Krankheiten der Atmungsorgane und die infektiösen und parasitären Krankheiten übermäßig ins Gewicht. Dies galt sowohl 1966 als auch noch 1982, wenn auch mit einer etwas anderen Verteilung. Krankheiten der Verdauungsorgane und die Gruppe der Augen- und Ohrenkrankheiten folgen in der Reihe der Häufigkeitsangaben mit einem schon beträchtlichen Abstand auf den nächsten Plätzen.

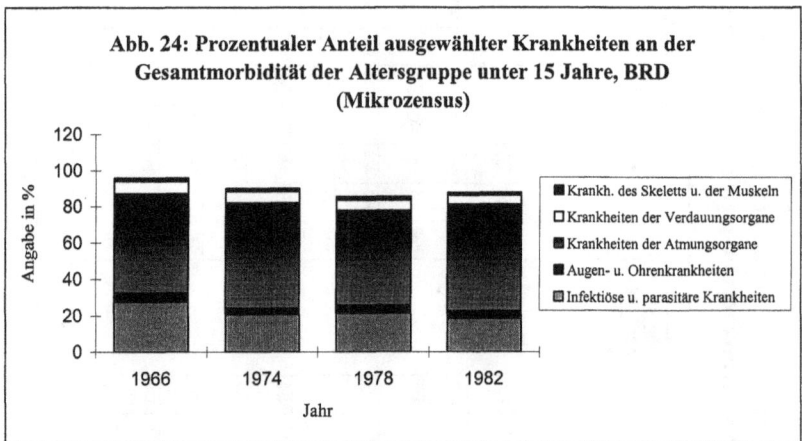

**Abb. 24: Prozentualer Anteil ausgewählter Krankheiten an der Gesamtmorbidität der Altersgruppe unter 15 Jahre, BRD (Mikrozensus)**

Die Erkrankungen der Atmungsorgane dominieren auch in der Altersklasse der 15 - < 40jährigen Personen. Weitere wichtige Krankheitsgruppen in dieser Altersklasse sind die Krankheiten der Verdauungsorgane (mit abfallendem prozentualen Anteil), die Krankheiten des Skeletts und der Muskeln (mit stetig ansteigender relativer Bedeutung), die Krankheiten des Kreislaufsystems (mit dem niedrigsten relativen Anteil seit 1966 im Jahre 1982) und die geistigen und seelischen Störungen, die prozentual gesehen erstmals 1978 über 7 % der Gesamterkrankungen ausmachten.

Abb. 25: Prozentualer Anteil ausgewählter Krankheiten an der
Gesamtmorbidität der Altersgruppe 15 - < 40 Jahre, BRD
(Mikrozensus)

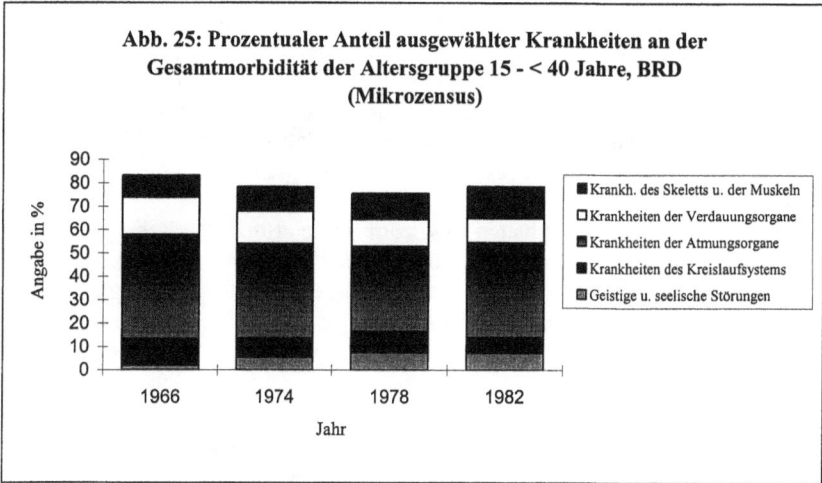

## 5.5 Zusammenfassende Bewertung

Zusammenfassend lässt sich eine Verbesserung des Gesundheitszustandes bei Kindern und Jugendlichen feststellen, die sich in den folgenden Vergleichszahlen ausdrückt:

Tab. 31: Mikrozensus: Prozentualer Anteil der Kranken und
Unfallverletzten nach Altersgruppen, BRD
(bezogen auf die Wohnbevölkerung der gleichen
Altersgruppe des jeweiligen Jahres)

| Monat u. Jahr der Erhebung | Alter in Jahren | Kranke | | | Unfallverletzte | | |
|---|---|---|---|---|---|---|---|
| | | insges. | männl. | weibl. | insges. | männl. | weibl. |
| April | unter 5 | 12,0 | 12,4 | 11,7 | 0,6 | 0,6 | 0,6 |
| 1974 | 5 - < 15 | 8,3 | 8,0 | 8,6 | 0,9 | 1,0 | 0,7 |
| | 15 - < 25 | 7,2 | 6,1 | 8,4 | 1,3 | 1,9 | 0,6 |
| April | unter 5 | 7,8 | 8,4 | 7,3 | 0,4 | x | x |
| 1989 | 5 - < 15 | 5,0 | 5,3 | 4,7 | 0,8 | 0,9 | 0,7 |
| | 15 - < 25 | 4,7 | 4,0 | 5,4 | 1,5 | 2,0 | 0,9 |

Zeichenerklärung:
x = Nachweis erfolgt nicht, da die Zahl der Fälle so gering ist, dass der relative Standardfehler über 20 % liegt

In allen betrachteten Altersgruppen hat der prozentuale Anteil der Kranken an der jeweiligen Wohnbevölkerung abgenommen. Am deutlichsten ist der Rückgang in der Altersgruppe der < 5jährigen Kinder von 12,0 % im Jahre 1974 auf 7,8 % im Jahre 1989. Bei den Unfallverletzten gab es ebenfalls eine Verringerung in den Altersklassen < 5 Jahre und 5 - < 15 Jahre, aber einen leichten Anstieg in der Altersklasse 15 - < 25 Jahre.

Eine hohe Prävalenz hatten bis zum Jahre 1982 die Krankheiten der Atmungsorgane und die infektiösen und parasitären Erkrankungen bei Kindern < 15 Jahren. Andere Krankheitsarten spielten im Vergleich dazu nur eine weniger bedeutende Rolle.

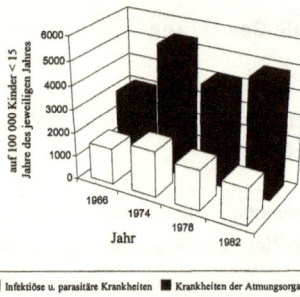

Abb. 26: Prävalenz infektiöser und parasitärer Krankheiten sowie Krankheiten der Atmungsorgane in der Altersgruppe unter 15 Jahre, BRD (Mikrozensus)

# 6 Stellungnahme

Die anfangs geschilderten Schwierigkeiten, Prävalenz und Inzidenz von Erkrankungen in einer Population quantitativ korrekt zu erfassen und auszuwerten, werden durch die beiden zitierten Statistiken bestätigt. Geht man davon aus, dass die Mortalitätsstatistik die validesten Angaben liefert, so wird man spätestens bei den Todesursachen durch Atemwegserkrankungen feststellen, dass die dokumentierten Häufigkeiten nicht annähernd die Prävalenz dieser Krankheitsgruppe wiederspiegelt. Würde man die Todesursachenstatistik als Maßstab für die Krankheitshäufigkeit heranziehen, würden in diesem Falle die Verhältnisse verzerrt abgebildet werden (Resultate aus dem Mikrozensus bzw. aus epidemiologischen Studien). Stützt man sich als Schlussfolgerung dieser Situation auf die Angaben aus dem Mikrozensus, so stößt man schnell auf das Problem der zu niedrig angegebenen Prävalenz der bösartigen Neubildungen, die ja besonders in der Gruppe der 5 - < 15jährigen Kinder mit 12,2 % im Jahre 1970 und 13,9 % im Jahre 1980 als Todesursache dokumentiert wurden.

Was ist die Konsequenz aus dieser Situation?

Experten weisen immer wieder auf die Unentbehrlichkeit der Mortalitätsdaten hin und vor dem Hintergrund einer fehlenden Alternative auch auf die Anerkennung der Auswertungsergebnisse aus den Mortalitätsdaten[70]. Daraus ergibt sich die zwingende Notwendigkeit, einer nachhaltigen Verbesserung der Todesursachenstatistik, die gegenwärtig zur Diskussion steht und deren richtungsweisende Modifizierung auf folgende Veränderungen beruhen:

a) - einem Datenfundus mit größerer Verlässlichkeit,
b) - einer Modifizierung der Festlegung der Todesursache und
c) - der Umsetzung eines multikausalen Ansatzes.

zu a) Eine Verbesserung des Datenmaterials ließe sich nach DÖRR[71] über ein konsequentes Regelwerk für alle als Leichenschauer fungierenden Ärzte erreichen und über eine Erhöhung der Sektionsfrequenz, die gegenwärtig bei etwa 8 % liegt und auf mindestens 40 % gesteigert werden müsste, um die unzureichende Validität der Daten zu verbessern[72]. Anfang der

---

[70] vgl. Dörr, M., 1994, S. 3
[71] vgl. ebenda
[72] s. a. Modelmog, D.; Goertchen, R., 1992, S. 3435

82

neunziger Jahre fand diese Idee af dem Ärztetag Unterstützung und es wurde ein neu zu schaffendes Obduktionsgesetz sowie die Aufnahme der Sektionen in den Katalog der medizinischen Maßnahmen angeregt mit der Folge, dass die Finanzierbarkeit über die üblichen Kostenträger gewährleistet wäre[73].

Was ist daraus geworden?

Inwieweit eine "Sektionslösung" dem jetzigen Datenfundus letztendlich überlegen wäre, bliebe abzuwarten. Eine mit aufgenommene graduelle Wahrscheinlichkeitsangabe als Mittel der Gewichtung der dokumentierten Todesursachen[74] würde ebenfalls die Möglichkeit eröffnen, bei Bedarf bspw. nur auf die absolut sicheren Diagnosen zugreifen zu können. Bei einer im Rahmen eines WHO-Projektes auf der Grundlage einer vergleichbaren Methode durchgeführten Analyse gab es hierbei ganz erstaunliche Ergebnisse[75].

zu b) Hierbei sollte es in erster Linie um Maßnahmen gehen, die die Akzeptanz der Sterbeurkunde als wichtiges Medium medizinischer Informationen erhöht und das Ausfüllen der Todesbescheinigungen nicht länger als lästige Pflicht[76] erscheinen lässt. Eine Möglichkeit der Motivierung der Ärzteschaft wäre nach DÖRR die "Beschaffung eines geeigneten Instrumentariums zur kurzfristigen, lokalen Auswertung im Rahmen der sog. kommunalen Gesundheitsberichterstattung", um die Voraussetzungen zu schaffen, "niedergelassenen Ärzten auf Anfrage über Todesursachen in einer bestimmten Region oder ihre Ausstellungsgewohnheiten zu unterrichten. Derartige konkrete Auswertungen lässt das aggregierte Datenmaterial eines Statistischen Landesamtes nicht zu" (Zitate: Dörr, M: Todesursachenstatistik heute, 1994, S. 3).

zu c) Das Problem der unikausalen Reduzierung eines zum Tode führenden Krankheitsbildes führt in der Konsequenz zu einem Verlust von Daten über Neben- bzw. Begleiterkrankungen in der Größenordnung von 0,5 bis 1,6 Erkrankungen pro Totenschein[77]. Die Einführung einer multikausalen Aufbereitung der Mortalitätsdaten würde das Krankheitsspektrum sehr viel differenzierter aufzeigen und wichtige Erkenntnisse über

---

[73] vgl. Dörr, M., 1994, S. 3
[74] Braun, R., 1992, S. 45
[75] vgl. Löwel, H. M. [et al], 1991, S. 1495 - 1499
[76] s. Dörr, M., 1994, S. 3
[77] ebenda

Morbiditätshäufigkeiten und über Zusammenhänge bei verschiedenen Erkrankungen ermöglichen. Gegenwärtig sollten Ergebnisse und Schlussfolgerungen aus Auswertungen von Mortalitätsstatistiken im Hinblick auf ein mögliches Krankheitsgeschehen, wie das Beispiel der Atemwegserkrankung zeigt, noch kritisch hinterfragt werden. Wenn es gelingt, die Validität der Daten durch die angesprochenen und teilweise schon verfügbaren Verbesserungen zu steigern, wäre auch der gesundheitspolitische Stellenwert, den die Todesursachenstatistik in diesem Punkt heute vielleicht zu Unrecht besitzt, richtig verteilt.

Was für die Todesursachenstatistik gilt, trifft gleichermaßen auch auf die Mikrozensus-Befragungen zur Gesundheit zu. Die eingangs der Stellungnahme erwähnten und nicht erklärbaren Lücken bei den bösartigen Neubildungen, lassen die Frage nach einer ausreichenden Reliabilität und Validität der Daten aufkommen. Leider lagen hierüber keine Bewertungen vor. Aus den Befragungs-Surveys der Deutschen Herz-Kreislauf Präventionsstudie ist bekannt, dass bei Selbstangaben zu Krankheiten und Beschwerden durchaus von einer ausreichend hohen Reliabilität und Validität ausgegangen werden kann[78]. Und es ist eigentlich schade, so banal es klingt, dass die sich bietende Möglichkeit im Rahmen der Mikrozensus-Befragungen auch Prävalenz, Inzidenz und weitere Morbiditätsindikatoren fachlich kompetent zu erheben, meiner Meinung nach nicht auf einem anerkannten Stand der Epidemiologie genutzt wird. Das Ziel nationaler Gesundheitserhebungen, standardisierte, vergleichbare und allgemein verständliche und dabei wissenschaftlich anerkannte Daten über die gesundheitliche Befindlichkeit zu erhalten, setzt schon eine regelmäßige und qualitativ gleichbleibende Erhebung voraus. Diese war bisher nicht vorhanden. Bleibt zu wünschen, dass die Fragen zur Gesundheit sich nicht weiter zurück- (die Art der Erkrankung ist ja in den Befragungen schon nicht mehr existent) sondern fortentwickeln und zwar auf einem Niveau, das internationalen, epidemiologischen Standards entspricht. Dann könnte dieses Instrument einen Teil der Datengrundlage liefern, die gesundheitspolitische Maßnahmen zur Krankheitsbekämpfung, Krankheitsverhütung und Gesundheitsförderung im Sinne der "WHO-health promotion" ermöglichen. Denn "...*subjektiv wahrgenommene Gesundheitszustände stellen wichtige bedarfsauslösende Determinanten für die Bereitstellung und Inanspruchnahme von Gesundheitsleistungen dar. Von daher sind sie als wichtige Komponenten einer Gesundheitsberichterstattung zu verstehen*" (Zitat: Bormann, C.: Subjektive Morbidität, 1990, S. 126).

---

[78] Bormann, C., 1990, S. 124

## Quellenverzeichnis:

**Antwort der Bundesregierung** auf die Große Anfrage: Kindergesundheit und Umweltbelastungen, 1993

**Baier, W. K.; Bergmann, K. E.:** Einleitung. In: Bergmann, K.; Baier, W.; Casper, R.; Wiesner, G. [Hrsg.]: Entwicklung der Mortalität in Deutschland von 1955 - 1989, München, MMV-Verlag, 1993, (BGA-Schriften, 1992,5)

**Becker, M. H.; Joseph, J.:** AIDS and behavioral change to reduce risk. a review. American Journal of Public Health, 1988, 78, S. 394 - 410

**Behörde für Arbeit, Gesundheit und Soziales der Freien und Hansestadt Hamburg:** Die Gesundheit von Kindern und Jugendlichen in Hamburg, Hamburg, 1990

**Berg, D.; Stuth, R.:** Schwangerenvorsorge. In: Allhoff, P.; Flatten, G.; Laaser, U. [Hrsg.]: Krankheitsverhütung und Früherkennung. Handbuch der Prävention. Berlin, Springer, 1993, S. 101 - 111

**Berger-Schmidt, R.:** Zur Problematik von Antwortstilen. Eine empirische Untersuchung am Beispiel von Zufriedenheitsfragen. In: Zeitschrift für Soziologie, 1988, 17, 5, S. 374 - 381

**Bergmann, K.; Baier, W.; Casper, R.; Wiesner, G. [Hrsg.]:** Entwicklung der Mortalität in Deutschland von 1955 - 1989, München, MMV-Verlag, 1993, (BGA-Schriften, 1992,5)

**Bormann, C.; Hoeltz, J.; Hoffmeister, H. [u. a.]:** Subjektive Morbidität. München, MMV-Verlag, 1990, (BGA-Schriften; 1990,4)

**Braun, R.:** Todesursachenstatistik und niedergelassener Arzt. In: Zeitschrift für Allgemein-Medizin, 68, 1992, S. 44 - 46

**Brückner, G.:** Gesundheitsrisiko "Rauchen" : Ergebnis des Mikrozensus 1989 zu den Rauchgewohnheiten der Bevölkerung. In: Wirtschaft und Statistik, Heft 5, 1991, S. 341 - 352

**Bundesgesetzblatt,** Teil 1, 1957

**Bundesgesetzblatt,** Teil 1, Heft 12, 1980

**Bundesgesetzblatt,** Teil 1, Heft 50, 1980

**Bundesgesetzblatt,** Teil 1, Heft 28, 1985

**Bundesministerium für Jugend, Familie, Frauen und Gesundheit:**
Daten des Gesundheitswesens, Ausgabe 1989, Band 159

**Dörr, M.:** Todesursachenstatistik heute. In: Praxis Medizinischer
Dokumentation,
14, 1, 1994, S. 2 - 4

**Engel, U.; Hurrelmann, K.:** Was Jugendliche wagen. Eine
Längsschnittstudie über Drogenkonsum, Streßreaktionen und Delinquenz
im Jugendalter.
Weinheim, Juventa, 1993

**Engelbert, A.:** Wandel der Familie - Gefährdung für Kinder? In: Graeßner,
G.; Mauntel, C.; Püttbach E. [Hrsg.]: Gefährdungen von Kindern.
Problemfelder und präventive Ansätze im Kinderschutz, Leske + Budrich,
Opladen, 1993, S. 59 - 80
(Reihe: Kindheitsforschung; Bd. 2)

**Fienberg, S. E.; Loftus, E. F.; Tanur, J. M.:** Cognitive Aspects of Health
Survey Methodology. An Overview. In: Milbank Memorial Fund
Quarterly/Health and Society, 63, 3, 1985, S. 547 - 564

**Forschungsgruppe Gesundheitsberichterstattung [Hrsg.]:** Aufbau einer
Gesundheitsberichterstattung, 1990, St. Augustin, 2 Bände

**Franzkowiak, P.:** Gesundheit und Gesundheitsförderung - Ein Überblick.
In: Graeßner, G.; Mauntel, C.; Püttbach E. [Hrsg.]: Gefährdungen von
Kindern. Problemfelder und präventive Ansätze im Kinderschutz, Leske +
Budrich, Opladen, 1993, S. 132 - 146
(Reihe: Kindheitsforschung; Bd. 2)

**Frentzel-Beyme, R.; Keil, U.; Pflanz, M.; Struba, R.; Wagner, G.:**
Mortalitätsdaten und Mortalitätsstatistik. In: Münchner Medizinische
Wochenschrift 122, 1980, S. 901 - 906

**Graeßner, G.; Mauntel, C.; Püttbach, E. [Hrsg]:** Gefährdungen von Kindern, Leske + Budrich, Opladen, 1993
(Reihe: Kindheitsforschung; Bd. 2)

**Grillmaier, G.:** Fragen zur Gesundheit : Ergebnis des Mikrozensus April 1980. In: Wirtschaft und Statistik, Heft 2, 1983, S. 127 - 132

**Hackl, H.:** Bewußte und unbewußte Fehlinformationen der Todesursachenstatistik. In: Öffentliches Gesundheitswesen, 42, 1980, S. 278 - 280

**Herlth, A.:** Die Chancen zu spielen : Familiale Bedingungen sozialer Benachteiligung von Kindern,
Institut für Bevölkerungswissenschaft - Universität Bielefeld
(IBS-Materialien Nr. 20)
ISBN 3-923340-11-7

**Hoepcker, W.-W.; Burkhardt, H.-U.:** Unsinn und Sinn der Todesursachenstatistik. In: Deutsche Medizinische Wochenschrift, 109, 1984, S. 1269 - 1274

**Holler, B.:** Prävention und Intervention am Beispiel von gesundheitlichen Beeinträchtigungen/psychosomatischen Beschwerden. In: Graeßner, G.; Mauntel, C.; Püttbach E. [Hrsg.]: Gefährdungen von Kindern.
Problemfelder und präventive Ansätze im Kinderschutz, Leske + Budrich, Opladen, 1993, S. 20 - 32
(Reihe Kindheitsforschung , Bd. 2)

**Kranke** und unfallverletzte Personen, Körpergewicht und Rauchgewohnheiten als Risikofaktoren : Ergebnis des Mikrozensus April 1978. In: Wirtschaft und Statistik, Heft 12, 1980, S. 862 - 868

**Kurth, R.:** Infektionskrankheiten im Wandel.
In: Die gelben Hefte, 1993, 33, 1, S. 13 - 18

**Laaser, U.; Bardehle, D.; Hellmeier, W.:** Reader angewandte Epidemiologie.
Unterlage zur Veranstaltung "Angewandte Epidemiologie" im SS 1993, Universität Bielefeld, Studiengang: Gesundheitswissenschaften

**Leidel, J.:** Prävention sexuell übertragbarer Krankheiten. In: Allhoff, P.[Hrsg.]: Krankheitsverhütung und Früherkennung. Handbuch der Prävention, Heidelberg, Springer, 1993, S. 351 - 369

**Löwel, H. M.; Lewis, A.; Hörmann, J.; Gostomzyk, U.; Keil, U.:**
Todesursachenstatistik - Wie sicher ist die Angabe "ischämische
Herzerkrankung" ?
In: Deutsches Ärzteblatt, 88, 1991, S. 1495 - 1499

**Ministerium für Arbeit, Gesundheit und Soziales des Landes
Nordrhein-Westfalen [Hrsg.]:** Kinder in Nordrhein-Westfalen : Bericht
über die Situation des Kindes in Nordrhein-Westfalen (Landes-
Kinderbericht NW), Düsseldorf, Neuss

**Modelmog, D.; Goertchen, R:** Der Stellenwert von
Obduktionsergebnissen.
In: Deutsches Ärzteblatt, 89, 1992, S. 3434 - 3440

**Müller, W.; Bocter, N.:** Beitrag zur Verbesserung der
Todesursachenstatistik.
In: Öffentliches Gesundheitswesen, 49, 1987, S. 345 - 351

**Presse- und Informationsamt der Bundesregierung [Hrsg.]:**
Gesellschaftliche Daten 1982, Rombach und Co., Freiburg, 1982
(Reihe: Berichte und Dokumentationen)

**Proebsting, H.:** Entwicklung der Sterblichkeit.
In: Wirtschaft und Statistik, 1, 1984, S. 13 - 24

**Quast, U.:** Impfreaktionen. Bewertung und Differentialdiagnose. Stuttgart,
Hippokrates-Verl., 1993, ISBN 3-7773-1067-0

**Rapin, H.:** Der private Haushalt - Daten und Fakten. Campus, Frankfurt,
1990 (Reihe: "Stiftung Der private Haushalt"; Bd. 9)

**Rosenbrock, R.:** Gesundheitspolitik. In: Hurrelmann, K.; Laaser , U.
[Hrsg.]: Gesundheitswissenschaften. Handbuch für Lehre, Forschung und
Praxis Beltz, Weinheim, 1993

**Rughöft, S.:** Expertise zum Teilgebiet Wohnhygiene. In: Bundeszentrale
für gesundheitliche Aufklärung [Hrsg.]: Gesundheitserziehung und Schule,
Stuttgart, 1978, S. 73 - 98

**Schwartz, F. W.:** Zur Qualität und diagnostischen Effektivität des
Kindesscreenings in der Bundesrepublik. In: Der Kinderarzt 11, 1980, S.
1400 - 1406

**Schwartz, F. W.; Holstein, H.; Weidtmann, V.**: Ergebnisse der Früherkennungsuntersuchungen im Kindesalter. In: Deutsches Ärzteblatt 76, 1979, S. 2341 - 2348

**Schweitzer, R. von:** Kinder und ihre Kosten. In: Lüscher, K. [Hrsg.]: Sozialpolitik für das Kind, Stuttgart 1979, S. 113 - 142

**Selbmann, H. H.:** Münchener Perinatalstudie 1975 - 1977 (Band 17 der Wissenschaftlichen Reihe des Zentralinstituts für kassenärztliche Versorgung in der Bundesrepublik Deutschland), Köln, 1980

**Sommer, B.:** Entwicklung der Bevölkerung bis 2030. In: Statistisches Bundesamt [Hrsg.]: Wirtschaft und Statistik, 4, 1992, S. 217 - 222

**Statistisches Bundesamt [Hrsg.]:** Datenreport 1992 : Zahlen und Fakten über die Bundesrepublik Deutschland; Bundeszentrale für politische Bildung; 2., durchgesehene Aufl., 1992, ISBN 3-89331-132-7 (Schriftenreihe, Bd. 309)

**Statistisches Bundesamt [Hrsg.]:** Fachserie 1, Bevölkerung und Erwerbstätigkeit, Reihe 2, Ausländer 1991, Metzler-Poeschel, Stuttgart, 1993

**Statistisches Bundesamt [Hrsg.]:** Fachserie 12, Gesundheitswesen, Reihe 4, Todesursachen 1991, Metzler-Poeschel, Stuttgart, 1993

**Statistisches Bundesamt [Hrsg.]:** Fachserie 12, Gesundheitswesen, Reihe 4.S.2, Todesursachen in Deutschland 1991, Metzler-Poeschel, Stuttgart, 1993

**Statistisches Bundesamt [Hrsg.]:** Statistisches Jahrbuch 1993

**WHO-Bericht.** In: Die gelben Hefte, 1993, 33, 2, , S. 90

**Wiesner, G. E.:** Zur Gesundheitslage der Bevölkerung in den neuen Bundesländern. München, MMV-Verlag, 1991, (BGA-Schriften 4/91)

**Wiesner, G.:** Diabetes mellitus. In: Bergmann, K.; Baier, W.; Casper, R.; Wiesner, G. [Hrsg.]: Entwicklung der Mortalität in Deutschland von 1955 - 1989, München, MMV-Verlag, 1993, (BGA-Schriften, 1992,5)

**Wingen, M.:** Wohnbedingungen von Kindern : Anmerkungen zu einer
familien- und kindgerechten Wohnungspolitik. In: Lüscher, K. [Hrsg.]:
Sozialpolitik für das Kind, Stuttgart, 1979, S. 49

**Wirtschaft und Statistik**, Heft 2, 1983, S. 127 - 132